Metakognitive Therapie

Fortschritte der Psychotherapie
Band 76

Metakognitive Therapie

Prof. Dr. Cornelia Exner, Dr. Jana Hansmeier

Herausgeber der Reihe:

Prof. Dr. Martin Hautzinger, Prof Dr. Tania Lincoln, Prof. Dr. Jürgen Margraf, Prof. Dr. Winfried Rief, Prof. Dr. Bruna Tuschen-Caffier

Begründer der Reihe:

Dietmar Schulte, Klaus Grawe, Kurt Hahlweg, Dieter Vaitl

Cornelia Exner
Jana Hansmeier

Metakognitive Therapie

hogrefe

Prof. Dr. rer. nat. Cornelia Exner, geb. 1970. 1990–1996 Studium der Psychologie und der Neurowissenschaften in Leipzig, London und Göttingen. 1996–2001 wissenschaftliche Mitarbeiterin der Psychiatrischen Universitätsklinik Göttingen. 2000 Promotion. 1997–2002 Verhaltenstherapieausbildung und Approbation zur Psychologischen Psychotherapeutin. 2004 Zertifizierung als Klinische Neuropsychologin. 2001–2009 wissenschaftliche Assistentin am Fachbereich Psychologie der Universität Marburg, AG Klinische Psychologie und Psychotherapie. 2007 Habilitation. 2009–2011 Heisenberg-Stipendiatin. Seit 2011 Professorin für Klinische Psychologie und Psychotherapie an der Universität Leipzig.

Dr. Jana Hansmeier, geb. 1982. 2004–2010 Studium der Psychologie in Greifswald, Münster und Nijmegen. 2010–2014 Mitarbeiterin in der Abteilung Klinische Psychologie und Psychotherapie der Universität Marburg und Therapeutin in der Psychotherapie-Ambulanz Marburg (PAM). 2015 Promotion. 2016 Approbation zur Psychologischen Psychotherapeutin (Verhaltenstherapie). 2014–2017 Therapeutin in der Parkland-Klinik in Bad Wildungen. 2017–2018 wissenschaftliche Mitarbeiterin in der Abteilung Klinische Psychologie der Universität Zürich. Seit 2018 wissenschaftliche Assistentin in der Abteilung Klinische Psychologie und Psychotherapie an der Universität Leipzig.

Bibliografische Information der Deutschen Nationalbibliothek
Die Deutsche Nationalbibliothek verzeichnet diese Publikation in der Deutschen Nationalbibliografie; detaillierte bibliografische Daten sind im Internet über http://dnb.dnb.de abrufbar.

Hogrefe Verlag GmbH & Co. KG
Merkelstraße 3
37085 Göttingen
Deutschland
Tel. +49 551 999 50 0
Fax +49 551 999 50 111
info@hogrefe.de
www.hogrefe.de

Satz: Beate Hautsch, Göttingen
Druck: mediaprint solutions GmbH, Paderborn
Printed in Germany
Auf säurefreiem Papier gedruckt

1. Auflage 2020

(E-Book-ISBN [PDF] 978-3-8409-2769-0; E-Book-ISBN [EPUB] 978-3-8444-2769-1)
ISBN 978-3-8017-2769-7
http://doi.org/10.1026/02769-000

Inhaltsverzeichnis

1 Beschreibung des metakognitiven Behandlungsansatzes

1.1 Ziele und Fokus der metakognitiven Therapie

Wissen Sie noch, was Sie gestern den ganzen Tag gedacht haben? Können Sie sich daran erinnern, was Sie mit Ihren Gedanken gemacht haben? Wo sind diese Gedanken hin? Vermutlich erinnern Sie sich nur an wenige der Gedanken, die Ihnen gestern durch den Kopf gegangen sind. Auch haben Sie sich wahrscheinlich nicht weiter damit auseinandergesetzt, was mit diesen Gedanken geschehen ist. Manche der Gedanken waren positiv, andere weniger. Gedanken sind innere Ereignisse, die kommen und wieder gehen, ohne dass ihnen allzu viel Beachtung geschenkt wird.

Aber was ist, wenn Sie den Gedanken, der Ihnen gerade in den Kopf schießt, als wichtig erachten? Was hätte es für Folgen, wenn Sie einen Gedanken immer und immer wieder neu durchdenken müssten? Wie würde es Ihnen gehen, wenn Sie das Gefühl hätten, diese Gedankengänge nicht kontrollieren zu können? Dem metakognitiven Ansatz zufolge stehen gedankliche Prozesse mit dem psychischen Wohlbefinden und der Entwicklung und Aufrechterhaltung von psychischen Störungen in Verbindung. Dabei sind einige Phänomene einer übermäßigen Beschäftigung mit den eigenen Gedanken auch psychisch gesunden Personen nicht ganz fremd. Der plötzlich einschießende Gedanke, man könnte während der Autofahrt das Lenkrad herumreißen oder bei dem Überqueren einer Brücke von dieser herunterzuspringen, löst in manchen Menschen zumindest ein Unbehagen oder eine Anspannung aus. Über eine verpasste Chance oder eine Fehlentscheidung grübeln wir im Nachhinein stärker nach. In der Annahme, sich für jeden Ausgang eines anstehenden wichtigen Ereignisses vorbereiten zu können, macht sich manch einer im Vorfeld solcher Ereignisse häufiger Sorgen.

Metakognitive Phänomene auch bei psychisch Gesunden

Während psychisch gesunde Menschen sich von gelegentlichen Grübeleien und Sorgen auch schnell wieder lösen können, werden diese von Menschen mit einer psychischen Erkrankung als unkontrollierbar erlebt und nehmen viel Zeit in Anspruch. Dabei können gedankliche Beschäftigungen je nach psychischer Erkrankung sehr unterschiedliche Gestalt annehmen. Eine Pati-

Unterschiedliche Gedankenprozesse bei psychischen Erkrankungen

entin[1] mit Zwangsstörung nimmt vielleicht den Gedanken an eine mögliche Ansteckung sehr ernst und entwickelt infolgedessen Waschzwänge. Ein Patient mit Depressionen nimmt an, durch intensives Nachdenken auf einen Ausweg aus seiner Stimmungslage zu kommen, verfällt in endlose Grübelschleifen und bleibt damit in seiner Depression hängen. Eine Patientin mit Generalisierter Angststörung glaubt, durch intensives Sich-Sorgen auf alles vorbereitet sein zu können, erlebt die Sorgen bald als unkontrollierbar und verbringt Tage mit endlosen Sorgen-Gedanken.

Auch wenn die beschriebenen Gedankenprozesse unterschiedlich ausfallen, haben sie dem metakognitiven Ansatz zufolge jedoch eines gemein: Die Art, *wie* wir unsere Gedanken bewerten und *wie* wir daraufhin mit ihnen umgehen, bestimmt über psychisches Wohlbefinden oder eine psychische Störung. Der metakognitive Ansatz, welcher vor allem durch den britischen Psychotherapeuten und Wissenschaftler Adrian Wells begründet wurde, sieht damit *Prozesse* des Denkens als aufrechterhaltend für psychische Störungen an.

Prozesse statt Inhalte des Denkens

Damit unterscheidet er sich vom klassischen kognitiv-behavioralen Ansatz, der stärkeres Gewicht auf das *Was* des Denkens und damit auf den *Inhalt* von Gedanken legt. Im Gegensatz zum kognitiv-behavioralen Ansatz ist es daher wichtigstes Anliegen der metakognitiven Therapie, den *Umgang* von Menschen mit ihren negativen Gedanken zu beeinflussen, ohne dass deren Inhalt besonders thematisiert und disputiert wird.

1.2 Begriffliche und konzeptuelle Vorläufer metakognitiver Störungsmodelle und Behandlungsansätze

Kognitionen über Kognitionen

Metakognitionen beziehen sich auf „Kognitionen über Kognitionen“ und umfassen die Kontrolle über alle Formen kognitiver Prozesse (Flavell, 1979). Der Begriff wurde v. a. in der Entwicklungs- und pädagogischen Psychologie geprägt, wo seit längerem davon ausgegangen wird, dass Metakognitionen eine entscheidende Rolle bei Lernprozessen spielen und dass Training in metakognitiver Kontrolle zu effektiverem Lernen führt.

Die Fähigkeit des Menschen, sein eigenes körperliches, emotionales und kognitives Erleben zum Gegenstand der Betrachtung und Reflexion zu machen, beschäftigt die Philosophie und Psychologie aber schon weitaus länger. In den

1 Eine Anmerkung zur geschlechtergerechten Sprache: Alle Aussagen in diesem Buch beziehen sich auf Menschen jeglichen Geschlechts. Wir versuchen, diesem Umstand durch verschiedene sprachliche Varianten Ausdruck zu verleihen: Entweder nennen wir die grammatikalisch weibliche und männliche Form oder wir nennen beispielhaft eine der beiden oder wir verwenden das generische Maskulinum in der Mehrzahlform.

1970er Jahren wurde diese Fähigkeit in der Persönlichkeits- und Sozialpsychologie als ein differenzielles Merkmal beschrieben, das sowohl durch individuelle Persönlichkeitseigenschaften als auch situative Gegebenheiten bestimmt ist. Je nach Ausrichtung der Aufmerksamkeit nach innen oder nach außen können Menschen ihr Bewusstsein quasi teilen: Sie nehmen entweder eine *private* Selbstbewusstheit von subjektiven inneren Ereignisse wie Gedanken, Gefühlen und körperlichen Sensationen (private self-consciousness) oder eine Fremdperspektive ein, mit der sie den vermuteten Blick der anderen auf ihre Person und ihr Erleben repräsentieren (public self-consciousness). Offenbar gibt es adaptive und maladaptive Formen hoher Selbstaufmerksamkeit. Wer mit gut ausgeprägter Selbstreflexion seine eigenen Körpersensationen, Gefühle und Gedanken differenziert wahrnimmt und gleichzeitig die äußere Umgebung, insbesondere Interaktionspartner, adäquat repräsentiert hat, kann sein Handeln sowohl nach eigenen Bedürfnissen und Werten als auch an den Erfordernissen der sozialen Umgebung ausrichten und anpassen. Ist die selbstfokussierte Aufmerksamkeit aber unverhältnismäßig hoch, exzessiv und rigide auf subjektives inneres Erleben ausgerichtet, dann fördert und intensiviert dies negative Sensationen und Affekte und unbefriedigende und konflikthafte soziale Interaktionen. Eine erhöhte, selbstfokussierte Aufmerksamkeit wurde daher in den 1980er und 1990er Jahren zunehmend als ein transdiagnostisches Merkmal psychischer Störungen erkannt.

Metakognitive Konzepte aus der Persönlichkeits- und Sozialpsychologie

Adaptive und maladaptive Formen hoher Selbstaufmerksamkeit

Etwa zeitgleich wurden metakognitive Faktoren und Annahmen auch in störungsspezifische kognitiv-behaviorale Modelle übernommen, ohne dass diese immer explizit als metakognitiv bezeichnet wurden. Drei Beispiele seien hier genannt:

Metakognitive Annahmen in störungsspezifischen kognitiv-behavioralen Modellen

- Die amerikanische Psychologin Susan Nolen-Hoeksema (1991) definierte in ihrer *Response Style Theory* Grübeln bzw. Ruminieren als eine Reaktion auf die eigene Stimmung, die ein wiederholtes und passives Nachdenken über die eigene Symptome der Depression beinhaltet und die Entstehung und Aufrechterhaltung von Depressionen begünstigt (vgl. genauer in Kapitel 2.6.2).
- Das Störungsmodell und der Behandlungsansatz der sozialen Phobie von Clark und Wells (1995) sieht dysfunktionale Aufmerksamkeitsstrategien, wie eine exzessive Selbstaufmerksamkeit, als bedeutsam für die Störung an und zieht damit dysfunktionale metakognitive Regulationsprozesse zur Erklärung der Entstehung und Aufrechterhaltung sozialphobischer Symptome heran.
- Für die Zwangsstörung definierte die internationale Forschergruppe Obsessive-Compulsive Working Group (1997) auf Basis empirischer Studien sechs zwangstypische dysfunktionale Annahmen, die auch Basis kognitiv-orientierter Therapien sind. Neben spezifischen ungünstigen inhaltlichen Überzeugungen (Überschätzung von Gefahren, Unsicherheitsintoleranz, Perfektionismus, erhöhter subjektiver Verantwortlichkeit) beziehen sich

Grübeln bei Depressionen

Metakognitive Aspekte bei zwangstypischen dysfunktionalen Annahmen

diese dysfunktionalen Kognitionen bei Zwangspatienten auch auf zwei metakognitive Aspekte: die Dimensionen „Bedeutsamkeit von Gedanken“ und „Notwendigkeit, Gedanken zu kontrollieren“.

S-REF-Modell nach Wells und Matthews

In Fortführung dieser Arbeiten mit Ursprüngen in der Differential- und Sozialpsychologie und der Klinischen Psychologie entwickelte Adrian Wells in den 1990er Jahren zusammen mit dem Kognitionspsychologen Gerald Matthews ein spezifisch metakognitives Modell der Psychopathologie, das Self Regulatory Executive Function Model (S-REF-Modell) (Wells & Matthews, 1996). Dieses transdiagnostische Modell betont die Rolle dysfunktionaler metakognitiver Annahmen und Prozesse bei der Emotions- und Handlungsregulation und postuliert ihre zentrale Rolle bei der Entstehung und Aufrechterhaltung emotionaler Störungen. Es bildet den theoretischen Hintergrund und das Rational für die Ableitung metakognitiver Störungsmodelle und Therapiestrategien (vgl. Kapitel 2.3).

1.3 Kernmerkmale des metakognitiven Ansatzes

Zentrales Element der metakognitiven Therapie (MKT) sind Annahmen, die Menschen über die Wichtigkeit und Beeinflussbarkeit ihrer Gedanken haben.

Gedanken als vorübergehende mentale Phänomene

Metakognitive Therapie möchte es Menschen ermöglichen, Gedanken als vorübergehende mentale Phänomene zu begreifen, die nicht direkt die Realität abbilden und vorhersagen. Somit können wir uns diesen willentlich zuwenden, aber auch wieder von ihnen abwenden. Hier sollen also Überzeugungen *über* das eigene Denken und seine Macht verändert werden. Um dies zu fördern, sollen günstigere Strategien und Fertigkeiten erlernt und geübt werden, die Patienten und Patientinnen beim Auftauchen von unangenehmen Gedanken einsetzen können. Durch spezielle Techniken (z. B. die losgelöste Achtsamkeit und das Aufmerksamkeitstraining), die in Kapitel 4 näher erläutert werden, wird die Fähigkeit trainiert, sich von solchen unangenehmen inneren gedanklichen Phänomenen zu distanzieren und die Aufmerksamkeit flexibel anderen Ereignissen (z. B. in der äußeren Umgebung) zuzuwenden.

Merke

Hauptfokus der metakognitiven Therapie ist es, die Art und Weise zu verändern, wie Menschen die Bedeutsamkeit und Kontrollierbarkeit ihrer Gedanken beurteilen. MKT möchte die Einsicht fördern, dass Gedanken die Realität nicht unmittelbar abbilden. Menschen sollen befähigt werden, sich eigenen gedanklichen Prozessen flexibel zuwenden und wieder davon abwenden zu können. Ungünstige Aufschaukelungsprozesse sollen unterbunden werden.

Dysfunktionale Überzeugungen ändern und Selbstregulationsprozesse verbessern? Das klingt eigentlich nach den klassischen Zielsetzungen und Vorgehensweisen der kognitiven Verhaltenstherapie (KVT). Mit den Störungsmodellen der kognitiven Verhaltenstherapie teilt die metakognitive Therapie die grundsätzliche Annahme, dass dysfunktionale Kognitionen eine wesentliche Rolle bei der Entstehung und Aufrechterhaltung psychischer Störungen spielen. Unterschiede zwischen der KVT und der MKT ergeben sich bei der Frage, *woher* diese kognitiven Verzerrungen rühren. Klassische und neuere Vertreter der kognitiven Theorie und Therapie psychischer Störungen, wie Beck, Ellis oder Young (vgl. dazu ausführlich Hautzinger & Pössel, 2017) begründen das Auftreten dieser Verzerrungen mit (lebensgeschichtlich früh angelegten) dysfunktionalen Grundannahmen und Lebensregeln über das Selbst und die Welt. Demgegenüber betont die metakognitive Therapie, dass ungünstige Kognitionen und nachfolgende problematische Emotionen und Verhaltensweisen aus einem ungünstigen *Stil* resultieren, mit internen mentalen Phänomenen umzugehen. Dieser Stil ist einerseits durch eine Fixierung der Aufmerksamkeit auf Bedrohung und andererseits durch ein repetitives, selbstbezogenes Kreisen um negative Inhalte und Empfindungen gekennzeichnet. Damit sind der metakognitiven Therapie zufolge ungünstige inhaltliche Überzeugungen, z. B. zum Wert der eigenen Person, vielmehr als Nebenprodukte der als zentral angesehenen metakognitiven Überzeugungen einzuordnen. Aus den Modellannahmen der KVT und der MKT zu Art und Ursprung kognitiver Verzerrungen resultieren einerseits Ähnlichkeiten, aber auch Unterschiede im therapeutischen Vorgehen. Beide Therapiezugänge beschäftigen sich mit dysfunktionalen Bewertungen und nutzen dafür kognitive Techniken, wie Gedankenprotokolle oder den sokratischen Dialog und verhaltensorientierte Techniken, wie Verhaltensexperimente. Im Gegensatz zum kognitiv-behavioralen Ansatz, bei dem Inhalt und Produkt von dysfunktionalen Informationsprozessen verändert werden sollen, fokussiert die metakognitive Therapie auf die dahinterliegenden Annahmen über das eigene Denken und auf den Prozess der mentalen Selbstregulation.

Unterschied zur kognitiven Verhaltenstherapie

Ungünstiger Denkstil

Fokus der MKT auf metakognitiven Annahmen

Gemeinsamkeiten von KVT und MKT

Die metakognitive Therapie ist eine Weiterentwicklung der kognitiven Verhaltenstherapie und teilt mit ihr wesentliche Annahmen zur Entstehung und Aufrechterhaltung psychischer Störungen und zu Grundsätzen der Behandlungsgestaltung:

- Dysfunktionale Kognitionen führen zu problematischen Erlebens- und Verhaltensweisen.
- Situative innere und äußere Auslöser können erlernte ungünstige Bewertungen und nachfolgend ungünstige Erlebens- und Verhaltensweisen in Gang setzen.

- Die Erfahrungen, die Menschen mit problematischen Verhaltensweisen machen (Konsequenzen), führen zur Aufrechterhaltung des ungünstigen Verhaltens.
- Durch angeleitete Selbstbeobachtung in kritischen Situationen und durch Vermittlung eines individuellen Störungsmodells können Patienten und Patientinnen ihre problematischen Erlebens- und Verhaltensweisen in Beziehung zu ungünstigen Bewertungen setzen. Daraus lässt sich Motivation für Veränderungen und ein geteiltes Behandlungsrational ableiten.
- Ungünstige Überzeugungen können infrage gestellt werden, indem Menschen neue (rationale) Argumente in Beziehung zu ihren bisherigen Annahmen verarbeiten. Dazu dienen Disputationstechniken, wie der sokratische Dialog.
- Ungünstige Überzeugungen können durch neue Erfahrungen/ Erlebnisse infrage gestellt werden. Das wird z.B. durch Verhaltensexperimente ermöglicht.
- Neue Bewältigungsfertigkeiten, die bisherigen Denk- und Verhaltensroutinen entgegenstehen, brauchen Übung und viele Wiederholungen. Reine Einsicht in ihre Nützlichkeit ist nicht ausreichend.

Von der Objektebene zur metakognitiven Ebene

Auf der metakognitiven Ebene zu arbeiten, verlangt vom Therapeuten oder der Therapeutin, *hinter* den Inhalt von gewöhnlichen Kognitionen zu sehen. Er oder sie wechselt also von der *Objektebene*, wo konkrete Gedankeninhalte betrachtet, interpretiert und ggf. verändert werden, auf eine *metakognitive Ebene*. Dies bedeutet, dass infrage gestellt wird, ob es überhaupt sinnvoll ist, sich auftauchenden negativen Gedanken zuzuwenden und diese mental „durchzukauen". Er oder sie vermittelt stattdessen Strategien, sich vom Inhalt der Gedanken zu distanzieren und abzuwenden. Dies sei an einem Beispiel verdeutlicht:

Beispiel

Ermittlung ungünstiger Bewältigungsstrategien und metakognitiver Annahmen

Stellen Sie sich vor, Sie beobachten bei einem Patienten oder einer Patientin eine emotionale Veränderung, z.B. Traurigkeit. Ähnlich wie in der KVT würden Sie als MKT-Therapeut oder -Therapeutin versuchen, eine Verbindung zwischen gedanklichen Prozessen und dem emotionalen Erleben herzustellen. Sie würden also zunächst fragen: Was ist Ihnen gerade durch den Kopf gegangen? Anstatt dann allerdings auf den Inhalt eines negativen automatischen Gedankens („Ich fühle mich wertlos") einzugehen, würden Sie versuchen, herauszufinden, wie Ihr Patient oder Ihre Patientin mit diesem Gedanken umgeht, also den kognitiven Stil zu identifizieren. Stoßen Sie dabei auf ungünstige Bewältigungsstrategien, wie repetitives Grübeln, würden Sie herauszufinden versuchen, welche übergeordneten Annahmen zur „Wahl" eines solchen ruminativen Umgangs führen. Sie würden zudem erfragen, warum Ihr Patient oder Ihre Patientin damit nicht aufhören kann, auch wenn es immer wieder zu negativen Emotionen führt. Diese (meta-)kognitiven Annahmen (z.B. „Grübeln hilft mir, herauszufinden, warum es mir so schlecht geht" oder „Meine Gedanken sind unkontrollierbar, ich kann sie nicht stoppen") stellen dann den Gegenstand metakognitiver und verhaltensbasierter Änderungsansätze dar. Auf den „Wahrheitsgehalt" der konkreten inhaltlichen Gedanken (Objektebene) wird nicht weiter eingegangen. Stattdessen ermitteln Sie als MKT-Therapeut oder -Therapeutin, welche Haltungen und Fertigkeiten Ihre Patienten benötigen, um eine nicht ruminative Antwort auf negative automatische Gedanken auswählen und umsetzen zu können.

Ziel: nicht ruminative Antwort auf Gedanken

KVT und MKT setzen unterschiedliche Schwerpunkte, welche kognitiven Verzerrungen sie für entscheidend und korrekturbedürftig bei der Entstehung, Aufrechterhaltung und Behandlung von psychischen Störungen halten (vgl. Tabelle 1).

Tabelle 1: Unterschiede zwischen KVT und MKT

KVT	MKT
Die Ursache für kognitive Verzerrungen liegt in dysfunktionalen Grundannahmen über das Selbst und die Welt.	Die Ursache für kognitive Verzerrungen liegt in einem ungünstigen kognitiven Bewältigungsstil, der aus dysfunktionalen Annahmen über die Bedeutung und Beeinflussbarkeit von Gedanken resultiert.
Ziel ist es, dysfunktionale automatische Gedanken und überdauernde Grundannahmen über sich Selbst und die Welt zu entdecken und zu verändern. Funktionalere (rationalere) Einstellungen sind die Voraussetzung für problemlösendes Handeln.	Ziel ist es, eine anhaltende selbst-bezogene Beschäftigung mit negativen mentalen Inhalten zu unterbinden. Distanz zu mentalen Ereignissen soll gewonnen und die Aufmerksamkeit aufgabenbezogenen Problemlösungen zugewendet werden. Nichtbeachtung reduziert die Häufigkeit unangenehmer Gedanken und Gefühle.
Durch Disputationstechniken leiten Therapeuten ihre Patienten dazu an, automatische Gedanken und Grundannahmen auf ihren Wahrheitsgehalt und ihre Auswirkungen hin zu überprüfen. Therapeut und Patient erarbeiten gemeinsam funktionalere (rationalere) Annahmen.	Durch Disputationstechniken leiten Therapeuten ihre Patienten dazu an, ungünstige mentale Bewältigungsstrategien im Umgang mit unangenehmen Gedanken und Gefühlen (z.B. Grübeln oder Sich-Sorgen) auf ihre Nützlichkeit zu überprüfen. Die Notwendigkeit, Gedanken zu beachten, zu beobachten und zu kontrollieren, wird infrage gestellt. Funktionalere Strategien (z.B. Distanzieren, Ablenken) werden erarbeitet und eingeübt.

Tabelle 1: Fortsetzung

KVT	MKT
Verhaltensexperimente und Expositionsübungen werden eingesetzt, um das Zutreffen von Überzeugungen über das Selbst und die Welt zu überprüfen.	Verhaltensexperimente werden eingesetzt, um die Macht und Kontrollierbarkeit von Gedanken infrage zu stellen.

Generischer Ansatz mit störungsspezifischen Modellen

Die metakognitive Therapie ist ein generischer, störungsübergreifender Ansatz, bei dem davon ausgegangen wird, dass er Anwendung für eine ganze Reihe – wenn nicht sogar alle – psychische Erkrankungen findet. In der konkreten Arbeit mit Patienten und Patientinnen werden jedoch störungsspezifische Ausformulierungen und Anwendungen des übergeordneten metakognitiven Modells verwendet. Störungsspezifische metakognitive Modelle und Behandlungspläne liegen bereits für Depressionen, Zwangsstörungen und verschiedene Angsterkrankungen wie die Generalisierte Angststörung und die Posttraumatische Belastungsstörung vor (Wells, 1997, 2011). Auch für andere psychische Erkrankungen (z. B. Psychosen, Hypochondrie) konnte durch die Anwendung metakognitiver Therapie in ersten Pilotstudien Verbesserungen erzielt werden.

2 Das metakognitive Störungsmodell

2.1 Übergeordnetes Störungsmodell

Das metakognitive Störungsmodell geht von der Annahme aus, dass eine adäquate Bewertung und Steuerung eigener mentaler Vorgänge entscheidend für die psychische Gesundheit ist. Metakognitionen beschäftigen sich also mit dem „Denken über das Denken“. Dabei wird häufig auf die Definition des Entwicklungspsychologen John Flavell (1979) zurückgegriffen, der als „Vater“ der wissenschaftlichen Beschäftigung mit metakognitiven Phänomenen gilt, allerdings eher mit Bezug auf die Entwicklungs- und Lernpsychologie. Er beschrieb 1979 in einem wegweisenden Aufsatz Metakognitionen als „das Wissen und die Kognition über kognitive Phänomene“. Aus Flavells allgemeinem Metakognitionsmodell abgeleitet, unterscheidet auch das metakognitive Modell psychischer Störungen von Wells zwei verschiedene metakognitive Phänomene: (a) metakognitives Wissen und (b) metakognitive Regulation/Strategien.

Definition von Metakognitionen nach Flavell

2.1.1 Metakognitives Wissen

Kognitives Vertrauen als ein Aspekt metakognitiven Wissens

Metakognitives Wissen bezieht sich einerseits auf die Bewertung der eigenen kognitiven Leistungsfähigkeit. Dieser Aspekt metakognitiver Phänomene wird auch als kognitives Vertrauen (cognitive confidence) bezeichnet. Das Ausmaß kognitiven Vertrauens bestimmt, wie stark Menschen auf die Produkte ihrer eigenen geistigen Tätigkeit in der Vergangenheit oder Zukunft vertrauen. Gehe ich z. B. davon aus, dass meine Erinnerung an zurückliegende Ereignisse korrekt ist oder misstraue ich meinem Gedächtnis? Vertraue ich auf meine Problemlösefähigkeiten oder zweifle ich an meiner Fähigkeit, Probleme durchdringen und lösen zu können?

Positive und negative Metakognitionen

Weiterhin schließt metakognitives Wissen Annahmen über das eigene Denken ein, bezieht sich also z. B. auf Annahmen über die Nützlichkeit und Zuverlässigkeit von Gedanken und über die eigene Fähigkeit, Denkprozesse zu kontrollieren. Dabei wird zwischen positiven und negativen Metakognitionen unterschieden. Positive Metakognitionen betreffen Annahmen über die Nützlichkeit bestimmter mentaler Vorgänge. Negative Metakognitionen hingegen beziehen sich auf die Gefährlichkeit von Denkprozessen:

Beispiel

So könnte zum Beispiel eine Patientin mit einer Generalisierten Angststörung (GAS) annehmen, dass es hilfreich und ratsam ist, sich Sorgen zu machen, um eventuelle Gefahren zu erkennen und vorbeugen zu können (positive Metakognition). Die Patientin könnte aber zugleich besorgt sein, dass sie ihre Sorgen nicht mehr kontrollieren kann und dass zu viele Sorgen ihre Gesundheit schädigen werden (negative Metakognition).

2.1.2 Metakognitive Regulation/Strategien

Steuerung von Aufmerksamkeits- und Denkprozessen durch Metakognitionen

Metakognitive Regulationsmechanismen bezeichnen die Fähigkeit, eigene Denkprozesse zu regulieren, also z. B. die Aufmerksamkeit von inneren oder äußeren Ereignissen abziehen und auf andere Gegenstände richten zu können. Wie gut es Menschen gelingt, Aufmerksamkeits- und Denkprozesse zu steuern, ist zum einen von individuellen exekutiven Fähigkeiten, z. B. zur Aufmerksamkeitskontrolle, abhängig, aber auch von den Annahmen, die sie über die Nützlichkeit bestimmter Prozesse und Strategien haben (vgl. Kapitel 2.1.1). Aus positiven und negativen metakognitiven Annahmen entstehen nun auch unterschiedliche Strategien zum Umgang mit dem eigenen Denken. So können positive metakognitive Annahmen dazu führen, dass Grübel- und Sorgenprozesse bewusst angestoßen und in Gang gehalten werden.

Beispiel

Stellen wir uns wieder die oben erwähnte Patientin mit GAS vor, die überzeugt ist, dass es ratsam ist, bei Alltagssituationen *alle* möglichen Ausgänge vorher gedanklich durchzuspielen, um auf mögliche Gefahren vorbereit zu sein. Diese Person würde sich zum Beispiel vor einem Schulausflug des Kindes viele Sorgen machen und selbst sehr unwahrscheinliche Szenarien im Kopf durchspielen, auf die andere Eltern niemals kommen würden.

Negative Metakognitionen dagegen können dazu führen, dass Strategien angewendet werden, um Gedanken zu kontrollieren oder zu unterdrücken. Eine Person, die überzeugt ist, dass negative Gedanken (z. B. an den Tod) ein Unglück herbeiführen oder ankündigen können, wird alles daransetzen, diese Gedanken gar nicht erst aufkommen zu lassen oder sie schnell wieder loszuwerden. Sowohl positive wie negative metakognitive Annahmen können also zu langanhaltenden, nach innen gerichteten Denkprozessen beitragen, die negative Gefühle aufrechterhalten und produktive Problemlösungen verhindern.

2.2 Das kognitive Aufmerksamkeitssyndrom als Kernannahme des metakognitiven Störungsmodells

Das metakognitive Störungsmodell geht davon aus, dass vielen psychischen Störungen ähnliche dysfunktionale Denk*prozesse* zugrunde liegen, dass sich also psychische Störungen durch einen bestimmten Stil der Informationsverarbeitung beschreiben lassen, der vor allem durch metakognitive Defizite bestimmt ist. Über verschiedene psychische Störungen hinweg scheint es demnach ein bestimmtes maladaptives „Muster“ zu geben, das als kognitives Aufmerksamkeitssyndrom (cognitive attentional syndrome, CAS) bezeichnet wird (vgl. Kasten).

Das CAS als ein Stil der Informationsverarbeitung

Das kognitive Aufmerksamkeitssyndrom

Das kognitive Aufmerksamkeitssyndrom stellt ein übergreifendes Merkmal emotionaler Störungen dar und ist gekennzeichnet durch:

- eine *dysfunktionale Aufmerksamkeitslenkung.* Die Aufmerksamkeit ist vermehrt und unflexibel nach innen und auf negative Stimuli, Gefühle oder Erlebnisse ausgerichtet (Bedrohungsmonitoring).
- einen *perseverativen Denkstil.* Die Betroffenen verstricken sich selbst vermehrt und unkontrollierbar in repetitive, negative und selbstbezogene mentale Prozesse, wie *Grübeln* oder *Sich-Sorgen.*

- *dysfunktionales Copingverhalten*. Die Betroffenen nutzen ungünstige mentale und behaviorale Strategien zum Umgang mit negativen Gedanken und Gefühlen, die fehlerhafte Überzeugungen nicht korrigieren, z. B. Gedankenunterdrückung oder Vermeidung.

Diese perseverierende, selbstbezogene Form der Informationsverarbeitung hält aversive Emotionen und ein Gefühl der persönlichen Bedrohung aufrecht. Das kognitive Aufmerksamkeitssyndrom (CAS) entspringt den metakognitiven Überzeugungen einer Person und wird in problematischen Situationen aktiviert. Die Aktivierung ungünstiger kognitiver und behavioraler Verarbeitungsprozesse bei psychischen Störungen lässt sich im Rahmen eines allgemeinen Informationsverarbeitungsmodells erklären.

2.3 Ein kognitionspsychologisches Modell psychischer Störungen: das S-REF-Modell

Das *Self-Regulatory Executive Function Model* (S-REF-Modell) (Wells & Matthews, 1996) postuliert, dass kognitive Prozesse sich auf drei hierarchischen Ebenen vollziehen:

Selbstbezogene regulatorische Prozesse im S-REF-Modell

Wie in Abbildung 1 dargestellt, findet auf der untersten Ebene die automatische und reflexive Verarbeitung größtenteils ohne bewusste Verarbeitung statt. Die bewusste Verarbeitung und Bewertung von Gedanken ist auf der mittleren Ebene angesiedelt. Auf dieser Ebene finden selbstbezogene regulatorische (S-REF) Prozesse statt. Kognitive Phänomene werden so bewertet und gesteuert, dass sie den persönlichen Zielsetzungen dienen. Bei der Bewertung und Auswahl von kognitiven Inhalten und Strategien kommt der persönliche kognitive Stil des Individuums zum Tragen. Welchen Stil die Person dabei „wählt", hängt vom Metasystem auf der obersten Ebene ab. Das Metasystem ist dabei Sitz des metakognitiven Wissens einer Person und hat eine überwachende und steuernde Funktion. Ungünstige metakognitive Überzeugungen führen dann zur Auswahl ungünstiger Regulationsstrategien. Wenn eine Person also annimmt, dass sie ihre Gedanken komplett steuern kann und sollte (positive Metakognition), wird sie ihre Aufmerksamkeit verstärkt auf alles richten, was ihr im Laufe des Tages so durch den Kopf geht. Negative Gedanken, die auf der unteren, automatischen Verarbeitungsebene beiläufig auftreten, können dadurch schneller und häufiger ins Bewusstsein gelangen und negative Bewertungen und Gefühle auslösen. Aus ungünstigen Annahmen auf der obersten Metaebene resultiert also das sogenannte kognitive Aufmerksamkeitssyndrom, das laut Wells bei allen emotionalen psychischen Störungen anzutreffen ist.

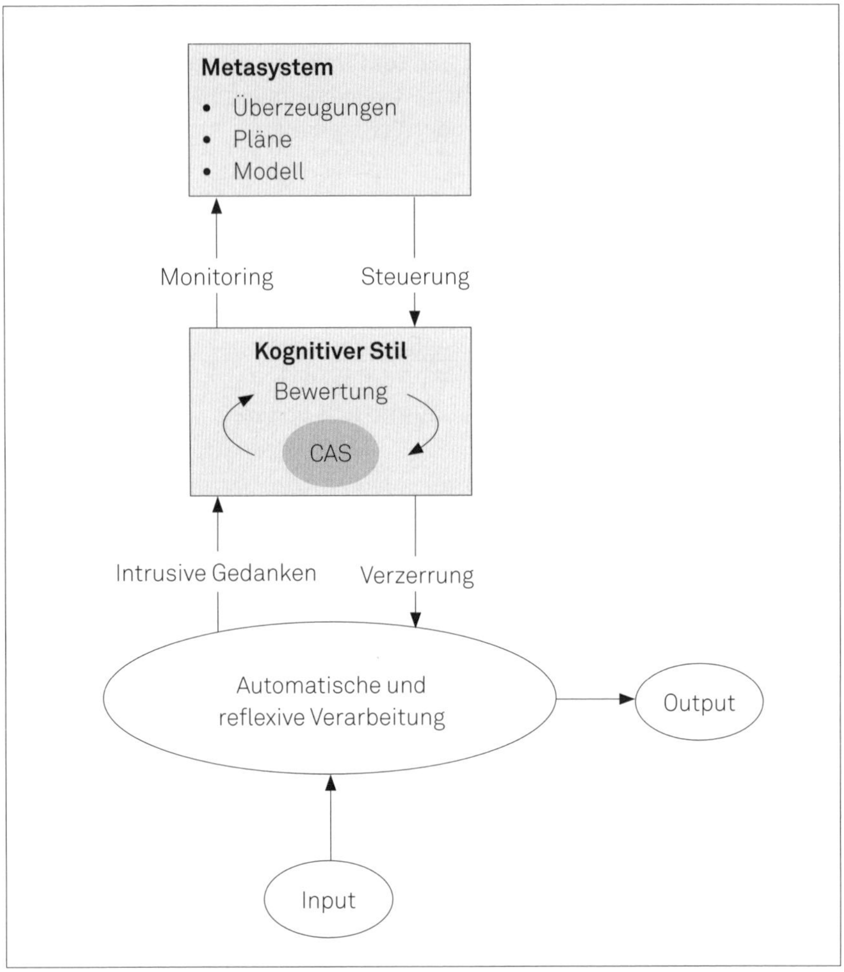

Abbildung 1: Das S-REF-Modell nach Wells (Wells, 2011; aus Weber & Exner, 2013a).

2.4 Formen repetitiver negativer Denkprozesse

Wiederholte, rigide Denkprozesse, also ein unkontrollierbares „Sich-Verfangen“ in negativen Gedankenschleifen, die mit negativen Stimmungszuständen einhergehen und diese aufrechterhalten, können verschiedene Formen annehmen. In gewissem Ausmaß kennt auch jeder Gesunde unproduktive und sich wiederholende negative Denkprozesse, aus denen sich aber gesunde Menschen schnell wieder befreien und Abstand gewinnen können bzw. zu aktiven und konstruktiven Denk- und Handlungsschritten übergehen können. Bei vielen psychischen Störungen gehören dagegen unproduktive und unkontrollierbare repetitive negative Denkprozesse zum Störungsbild. Unterschiedliche Formen wie Sorgen, Grübeln oder Zwangsgedanken weisen dabei Unterschiede auf, die nachfolgend beschrieben werden.

2.4.1 Sorgen

Sorgen sind ein unvermeidbarer Bestandteil des menschlichen Lebens. Jeder Erwachsene kennt sie und auch für Kinder und Heranwachsende kommen mit dem wachsenden Verständnis von der Welt und mit der Fähigkeit, Vorhersagen und Erwartungen auszubilden, auch die Sorgen ins Erleben. Sorgen beziehen sich auf zukünftige Ereignisse und versuchen, mögliche unerwünschte Ausgänge zu antizipieren und Wege zu finden, um sie zu verhindern. Häufig lassen Sorgen sich sprachlich in die Form von „Was wäre, wenn...?“ fassen. Schwierigkeiten entstehen, wenn Menschen sich ständig und in vielen Bereichen des alltäglichen Lebens sorgen und diesen Prozess auch nicht mehr anhalten und in eine handlungs- und lösungsorientierte Richtung steuern können, wenn Sorgen also übermäßig und unkontrollierbar werden. Dann spricht man von pathologischen Sorgen. Sie sind konstituierender Bestandteil der Definition der Generalisierten Angststörung, aber auch Personen mit Depressionen und anderen Angststörungen berichten vermehrt über Sorgen und viele zukünftige Anforderungen erscheinen ihnen riskant und unbewältigbar.

Pathologische Sorgen sind unkontrollierbar

2.4.2 Grübeln

Anders als Sorgen, die sich vor allem um die Vorhersage und Verhinderung negativer Ereignisse in der Zukunft drehen, sind Grübelprozesse eher darauf ausgerichtet, Ursachen und Folgen negativer Empfindungen zu erkennen. Sie lassen sich sprachlich also in die Form „Warum nur geht es mir so schlecht/schaffe ich es nicht...?“ fassen. Nolen-Hoeksema hat Grübeln in den Mittelpunkt ihrer Response-Style-Theorie der Depression gestellt (Nolen-Hoeksema, 1991). Im Rahmen des transdiagnostischen metakognitiven Modells ist Rumination (Grübeln) *eine* Form, in der sich ein ungünstiger kognitiver Verarbeitungsstil i.S. eines kognitiven Aufmerksamkeitssyndroms zeigen kann. Nolen-Hoeksemas Forschungen zu Ruminationen haben zur Differenzierung dieses Konzeptes geführt. Es gibt durchaus adaptive und lösungsorientierte Formen, über sich selbst nachzudenken – diese Form selbstbezogenen Ursachenforschens würde man eher als Reflexion (engl. reflection) bezeichnen. Auch die lösungsbezogene Reflexion über Diskrepanzen zwischen persönlichen Zielen/Standards und dem aktuellen Stand ihrer Erreichung kann kurzfristig zu Stimmungsverschlechterungen führen, ist aber langfristig mit einem geringeren Depressionsrisiko assoziiert. Dysfunktional wird

Grübeln als eine Form des kognitiven Aufmerksamkeitssyndroms

dieses wiederholte Nachdenken über sich selbst, wenn die Ursachensuche für negative Stimmungszustände, wie Ärger, Angst oder Depression sich passiv im Kreis dreht und nie zur Lösungssuche übergeht. Diese Form des emotionsbezogenen Grübelns im engeren Sinne (engl. brooding) ist mit Verschlechterung negativer Stimmungszustände und kognitiven Leistungsminderungen assoziiert und gilt als Risikofaktor der Depression und anderer psychischer Störungen.

***Post-event-processing* bei der Sozialen Phobie**

Eine besondere Form des Nachgrübelns über vergangene Ereignisse findet sich bei der Sozialphobie als sogenanntes *post-event-processing*. Nach sozialen Anforderungssituationen haben sozialängstliche Personen häufig eine quälende Sorge, sich inadäquat verhalten zu haben und gehen ihr eigenes Verhalten und die Reaktionen der anderen in endlosen Schleifen noch einmal durch, um festzustellen, wie angemessen ihr Verhalten denn nun war. Diese Form der nachträglichen Selbstevaluation führt regelhaft dazu, dass die eigene Leistung (verglichen mit der Einschätzung durch andere oder die eigene unmittelbare Bewertung) als ungenügend wahrgenommen wird, die Stimmung sich verschlechtert und Ängste vor kommenden Anforderungssituationen wachsen.

2.4.3 Zwangsgedanken

Zwangsgedanken sind wiederkehrende intrusiv auftretende Gedanken, Vorstellungsbilder und Impulse, die in Kontrast zu eigenen Wünschen, Wert- und Moralvorstellungen stehen und daher Angst, Ekel und Abscheu hervorrufen. Das kann zum Beispiel die Vorstellung sein, dass eine bestimmte Oberfläche (die Türklinke, eine entgegengestreckte Hand) mit Krankheitskeimen verseucht ist oder dass man – entgegen der bewussten und gelebten sexuellen Wünschen – vielleicht pädophil sein könnte. Anders als Sich-Sorgen und Grübeln werden Zwangsgedanken nicht bewusst und strategisch in Gang gesetzt. Sie tauchen intrusiv, also automatisch auf, ihr negativer, ich-dystoner Inhalt und ihre Unkontrollierbarkeit lässt sie als bedrohlich erscheinen. Daher wenden Betroffene verstärkt die Aufmerksamkeit nach innen, um diese bedrohlichen Produkte des eigenen Geistes rechtzeitig zu erkennen und setzen weiterhin Strategien in Gang, um diese unerwünschten Zwangsgedanken in den Griff zu bekommen. Das können ruminative Prozesse (siehe oben) sein, weitaus häufiger sind es aber gedankliche oder sichtbare neutralisierende Handlungen, die die angestoßenen negativen Gefühle wieder reduzieren oder befürchtetes Unheil verhindern sollen. Beides, die erhöhte Selbstaufmerksamkeit und die negative Verstärkung durch neutralisierende „Abwehrhandlungen“ führen paradoxerweise dazu, dass diese negativen Gedanken vermehrt im Bewusstsein auftauchen.

Zwangsgedanken als intrusive, unkontollierbar erlebte Phänomene

Gemeinsam ist also den verschiedenen Formen negativer Denkprozesse, dass sie in unproduktiven, sich wiederholenden selbstbezogenen Schleifen ablaufen, in denen die Betroffenen mit ihrer Aufmerksamkeit an negativen Inhalten festhängen und sich nicht oder nur schwer davon lösen und die Aufmerksamkeit auf andere Themen oder Objekte richten können. Dadurch verstärken sich negative Affekte, wie Angst, Ekel oder Niedergeschlagenheit und die kognitive Leistungsfähigkeit (z. B. die Konzentrationsfähigkeit und die Problemlösefähigkeit) leidet unter dem rigiden und engen Aufmerksamkeitsfokus. Die Tendenz, sich in eine oder mehrere Arten dieser negativen unproduktiven Denkprozesse zu verstricken, kann als ein Vulnerabilitätsfaktor höherer Ordnung angesehen werden, der in Interaktion mit anderen Faktoren zu verschiedenen Formen von Psychopathologie beiträgt. Das metakognitive Störungsmodell beschreibt diesen transdiagnostischen Aspekt mit dem Konzept eines gemeinsamen kognitiven Aufmerksamkeitssyndroms, dass bei allen emotionalen Störungen (affektiven, Angst- und Zwangsstörungen) anzutreffen ist (vgl. Kapitel 2.2).

Negative Denkprozesse als Vulnerabilitätsfaktor für verschiedene Formen von Psychopathologie

Merke

Menschen, die dazu neigen, sich in unproduktive, repetitive und selbstbezogene Denkprozesse zu verstricken, haben ein höheres Risiko, emotionale Störungen auszubilden. Das metakognitive Störungsmodell sieht diesen störungsübergreifenden Risikofaktor als Bestandteil eines problematischen kognitiven Verarbeitungsstils, der als *kognitives Aufmerksamkeitssyndrom* bezeichnet wird. Die Reduktion dieses ungünstigen Verarbeitungsstils ist der Hauptfokus der metakognitiven Therapie.

2.5 Entwicklung und Erwerb von Metakognitionen

Aus entwicklungspsychologischer Perspektive kann angenommen werden, dass bereits Kinder zu verschiedenen metakognitiven Operationen fähig sind. Beispielsweise verfügen Kinder bereits im Alter von 4 Jahren über das metakognitive Wissen, dass in Gedanken Dinge und Erlebnisse auftauchen können, die in der Realität nicht präsent sind. Kinder im Alter von 6 Jahren sind zur Reflexion fähig, wann und wie sie an ihr Wissen gelangt sind. Es wird davon ausgegangen, dass sich Metakognitionen im engeren Sinne im Alter zwischen 8 und 13 Jahren entwickeln. Beispielsweise konnte gezeigt werden, dass Kinder im Alter von 8 Jahren mentale Strategien zur Vermeidung bestimmter Gedanken beschreiben können und insgesamt ihr Bewusstsein für mentale Ereignisse wächst. Zudem beginnen sie zu erkennen, dass das Denken nachfolgende Gedanken und Gefühle auslösen kann. In einer Studie mit

Entwicklung von Metakognitionen im Alter zwischen 8 und 13 Jahren

direktem Bezug zu Wells' metakognitivem Ansatz konnte gezeigt werden, dass Kinder zwischen 8 und 13 Jahren ihr Verständnis über die Unkontrollierbarkeit von Gedanken verbessern (Flavell, Green & Flavell, 1998).

Auch die klinische Befundlage weist auf die Bedeutung dieser Altersspanne in der Entwicklung von Metakognitionen hin. Beispielsweise können Kinder im Alter von 8 und 13 Jahren Sorgen als schwierig zu kontrollieren einschätzen und wenden Ablenkungsstrategien zu ihrer Bewältigung an. Die Mehrzahl der Kinder zwischen 6 und 10 Jahren kann bereits positive (z.B. „Sich-Sorgen schützt mich.") und negative Annahmen (z.B. „Sich-Sorgen kann mir schaden.") zu Sorgen angeben. Zur Art und Weise, wie solche Metakognitionen entwickelt werden, legen erste Studien eine Bedeutung des elterlichen Faktors nahe: Ungünstige metakognitive Annahmen von Eltern stehen in Zusammenhang mit denen ihre Kinder und der Ausprägung von emotionalen Symptomen.

Erwerb von Metakognitionen über elterliches Vorbild

2.6 Exemplarische Ableitung störungsspezifischer Modellbeschreibungen

Aus den zunächst einmal allgemeinen, also transdiagnostischen metakognitiven Modellannahmen lassen sich verschiedene Vorhersagen und Erklärungsansätze für störungstypische Erlebens- und Verhaltensweisen ableiten, die als Rational für metakognitive Therapieansätze dienen. Störungsspezifische Modelle auf der Basis des allgemeinen metakognitiven Modells sind für die Zwangsstörung, die Generalisierte Angststörung, die Posttraumatische Belastungsstörung, die Soziale Phobie, für Depressive Störungen und Psychosen entwickelt worden. Wegen ihrer bereits fortgeschrittenen Elaboration und klinischen Bedeutsamkeit soll hier exemplarisch für die störungsspezifischen Modellspezifikationen auf die Generalisierte Angststörung, die Depression und die Zwangsstörung eingegangen werden.

2.6.1 Generalisierte Angststörung

Kernmerkmal der Generalisierten Angststörung sind exzessive und als unkontrollierbar empfundene Sorgen in verschiedenen Lebensbereichen. Die Betroffenen befinden sich häufig in einem dauerhaften, unangenehmen Erregungs- und Anspannungszustand, der mit Schlafstörungen, Muskelverspannungen, Nervosität und erhöhter Reizbarkeit einhergeht.

Das metakognitive Modell der Generalisierten Angststörung unterscheidet zunächst zwei Typen von Sorgen: Typ 1-Sorgen beziehen sich auf konkrete

Sachverhalte. Häufige Sorgenthemen sind Gesundheit, Sicherheit, Finanzen – Themen also, die auch gesunden Menschen häufig Sorgen machen. Personen mit GAS empfinden ihre Sorgen aber häufig zusätzlich als unkontrollierbar und schädigend. Somit entsteht ein neuer Typus von Meta-Sorgen, die im metakognitiven Modell Typ-2-Sorgen genannt werden und sich auf die schädliche Wirkung des Sich-Sorgens beziehen (z. B. „Irgendwann wird bei so viel Sorgen mein Herz Schaden nehmen"). Typ-1- und Typ-2-Sorgen werden laut metakognitivem Modell der GAS durch unterschiedliche ungünstige metakognitive Überzeugungen gefördert. Typ-1-Sorgen werden gefördert, wenn Personen im starken Ausmaß positive metakognitive Überzeugungen hegen, die sich auf die Nützlichkeit von Sich-Sorgen beziehen (z. B. „Wenn ich vorher drüber nachdenke, was alles passieren könnte, dann bin ich für alle Eventualitäten gerüstet und kann vielleicht Schlimmes verhindern"). Von größerer Bedeutung für die Chronifizierung von Sorgen i. S. einer GAS sind aber die Meta-Sorgen. Diese werden von negativen Überzeugungen gespeist, die sich auf die Unkontrollierbarkeit des Sich-Sorgens beziehen und auf Schäden, die durch das ständige Sich-Sorgen auftreten werden. Befürchtete schädliche Auswirkungen können die eigene körperliche oder psychische Gesundheit betreffen (z. B. „Ich werde ein Magengeschwür bekommen von all den Sorgen" oder „All die Sorgen werden mich irgendwann verrückt machen") oder potenzielle Konflikte mit Bezugspersonen (z. B. „Irgendwann wird das meinem Mann zu sehr auf die Nerven gehen, wenn ich ihn ständig anrufe"). Starke Meta-Sorgen führen dann nicht nur zu mehr Angst und Anspannung, sondern setzen auch ungünstige Verhaltensstrategien in Gang, wie z. B. den Versuch, die Sorgen durch Gedankenkontrollstrategien zu unterdrücken, Auslöser weiterer Sorgen durch Vermeidung bestimmter Themen/Situationen zu umgehen oder den Gebrauch von schädigenden Substanzen, wie Alkohol oder Beruhigungsmitteln. Das zusammengefasste Modell ist in Abbildung 2 in allgemeiner Form (Wells, 2011) und anhand eines Beispiels dargestellt.

Generalisierte Angststörung: Typ-1- und Typ-1-Sorgen

Empirische Befunde unterstützen den im metakognitiven Modell der GAS postulierten Zusammenhang zwischen metakognitiven Überzeugungen und Symptomen einer GAS. So wiesen stärker ausgeprägte negative metakognitive Überzeugungen bzgl. der Unkontrollierbarkeit und Gefährlichkeit von Sorgen in verschiedenen Untersuchungen einen Zusammenhang zu höheren Symptomen der GAS auf (z. B. Brahamand, 2009). Personen mit GAS berichteten außerdem häufiger Meta-Sorgen, also Sorgen über die negativen Auswirkungen des Sich-Sorgens als gesunde und ängstliche Kontrollprobanden (Wells, 2005b). Ähnliche Befunde zeigen sich auch schon bei Kindern und Jugendlichen zwischen 7 und 13 Jahren, von denen solche mit GAS höhere Werte in negativen metakognitiven Überzeugungen zum Sich-Sorgen als gesunde Kontrollprobanden und solche mit anderen Angststörungen aufwiesen (Esbjorn, Lonfeldt, et al., 2015). In einer experimentelle Studie konnte gezeigt werden, dass bei Personen mit GAS ein erhöhtes Bedrohungsmonito-

Empirische Befunde für das metakognitive Modell bei der GAS

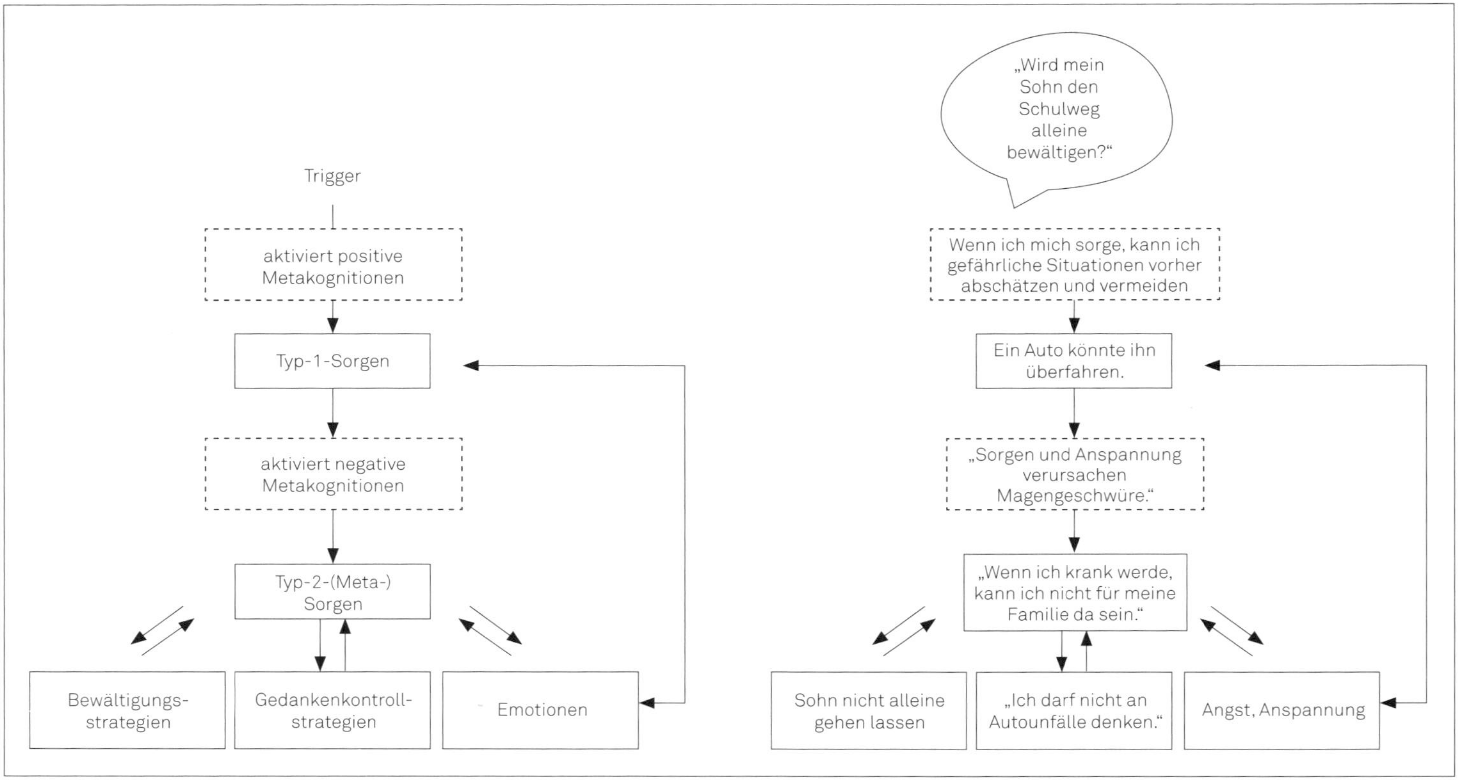

Abbildung 2: Das metakognitive Modell der Generalisierten Angststörung in allgemeiner Form nach Wells (2011) und am Beispiel einer Patientin

ring vorliegt und wahrgenommene Hinweise auf eigene Anspannung negative metakognitive Überzeugungen stärken (Andor, Gerlach & Rist, 2008). Diese Ergebnisse unterstützen die Annahme eines kognitiven Aufmerksamkeitssyndroms.

2.6.2 Depression

Depressive Episoden sind durch affektive, kognitive und vegetative Merkmale gekennzeichnet (für einen Überblick siehe Hautzinger, 2010). Zentrales dysfunktionales metakognitives Merkmal der Depression sind Grübelprozesse (Ruminationen). Diese repetitiven, selbstreferentiellen negativen Gedankenprozesse bilden im metakognitiven Modell der Depression die depressionstypische Variante des kognitiven Aufmerksamkeitssyndroms (CAS). Während die bei der GAS in Mittelpunkt stehenden Sorgen vor allem auf die Zukunft gerichtet sind (z.B. „Was wäre, wenn...?"), beziehen sich Ruminationen vor allem auf die Gründe für zurückliegende oder gegenwertige negative Empfindungen und Erlebnisse (z.B. „Warum nur...?"). Depressive grübeln über die Ursache und Bedeutung ihrer negativen Empfindungen und über ihre Unfähigkeit, sich von diesen zu befreien.

CAS bei der Depression: Grübelprozesse

Metakognitive Modelle der Depression sind einerseits als störungstypische Varianten aus dem allgemeinen metakognitiven Modell von Wells und Kollegen entwickelt worden. Dem gingen aber zeitlich bereits früher liegende umfangreiche Arbeiten von Susan Nolen-Hoeksema (1991) zu Grübeln bei Depression voraus (Response-Style Theorie). Beiden Modellen ist gemeinsam, dass sie das Grübeln (Ruminieren) als zentralen aufrechterhaltenden Prozess für depressive Verstimmungen in den Mittelpunkt stellen. Rumination kann allgemein als selbstfokussiertes, repetitives Denken über eigene (negative) Empfindungen bezeichnet werden. Die ursprüngliche Response-Style-Theorie der Depression legte dabei zunächst ein sehr spezifisches Verständnis von Grübeln als wiederholtes emotionsfokussiertes Nachdenken über Symptome der Depression zugrunde: Demnach reagieren vulnerable Personen mit einem ungünstigen Denkstil (response style) auf depressive Symptome (z.B. Traurigkeit, Antriebsminderung) und verstricken sich unkontrollierbar in endlose Grübelschleifen über die Art, Ursachen und Konsequenzen dieser depressiven Empfindungen (z.B. „Warum kann ich mich nicht aufraffen?", „Was stimmt bei mir nicht?"). Gleichzeitig initiieren sie trotz dieser permanenten Beschäftigung mit negativen Empfindungen wenig aktives Problemlöseverhalten, um Ursachen und Folgen der negativen Stimmung zu verändern. Menschen mit diesem ruminativen Emotionsregulationsstil sind anfälliger für die Entstehung von Depressionen, erholen sich langsamer von depressiven Episoden und erleiden schnellere und häufigere Rückfälle. Da zahlreiche empirische Untersuchungen inzwischen zeigen konnten, dass Ru-

Grübelprozesse auch bereits in der Response-Style-Theorie

mination nicht nur als auslösender und aufrechterhaltender Faktor für depressive Störungen nachweisbar ist, sondern auch Angstsymptome bei verschiedenen Angststörungen fördert und intensiviert, beziehen sich neuere Definitionen von Grübeln (Rumination) allgemeiner auf repetitive, negative Denkprozesse, die durch verschiedene negative Gedanken und Empfindungen ausgelöst werden können.

Nach der zunächst für die Depression formulierten Response-Style-Theorie tragen negative, repetitive Grübelprozesse auf verschiedene Weise zur Entstehung und Aufrechterhaltung depressiver Störungen bei:
1. Rumination erzeugt einen negativen Bias in kognitiven Prozessen, indem bevorzugt negative Interpretationen und Erinnerungen zur Erklärung des derzeitigen Zustandes herangezogen werden (mood congruency effect).
2. Rumination behindert aktives Problemlösen, indem es Aufmerksamkeitskapazität und Konzentration beansprucht und damit auf den verschiedenen Stufen mit dem Problemlöseprozess negativ interferiert (beeinträchtigt Definition, Lösungsgenerierung und -implementierung etc).
3. Rumination verhindert zielgerichtetes instrumentelles Verhalten, indem es die Motivation und positive Ergebniserwartung für aktivere Lösungen reduziert.
4. Rumination reduziert soziale Unterstützung. Menschen, die viel über ihre negativen Empfindungen nachdenken, zeigen auch ein ungünstigeres Kommunikationsverhalten mit ihren Mitmenschen und verlieren dadurch soziale Unterstützung.

Durch diese aufeinanderfolgenden und interagierenden Phänomene startet und erhält Rumination einen Teufelskreis, der zur Verstärkung und Aufrechterhaltung von negativer Stimmung führt.

Grübeln wird durch positive und negative Metakognitionen aufrechterhalten

Grübelprozesse werden begünstigt und aufrechterhalten durch positive metakognitive Überzeugungen, die sich auf die Nützlichkeit des Grübelns beziehen. Die Betroffenen hoffen, hinter die Ursachen ihrer Niedergeschlagenheit und Erschöpfung zu kommen, in der Hoffnung, daraus Lösungen ableiten zu können. Die dabei ablaufenden gedanklichen Prozesse drehen sich jedoch häufig im Kreis, denn selten lassen sich klar benennbare und abstellbare Ursachen für Stimmungs- und Antriebsminderungen finden. Aus den Grübeleien leiten sich daher keine unmittelbaren Lösungen für die Verbesserung der Stimmung ab. Durch die unentwegt nach innen auf die negativen Empfindungen gerichtete Aufmerksamkeit verstärken sich negative Empfindungen noch, depressive Gefühle nehmen zu, verbunden mit Denk- und Antriebsminderungen. Für die Betroffenen verstärkt das den Eindruck der eigenen Rat- und Hilflosigkeit; sie erleben sich umso mehr als (handlungs-)unfähig. Dadurch werden im Laufe der Zeit auch verstärkt negative Metakognitionen auf den Plan gerufen, die sich auf die Folgen der eigenen Unfähigkeit, mit den negativen Empfindungen fertigzuwerden, beziehen. Das Grübeln wird

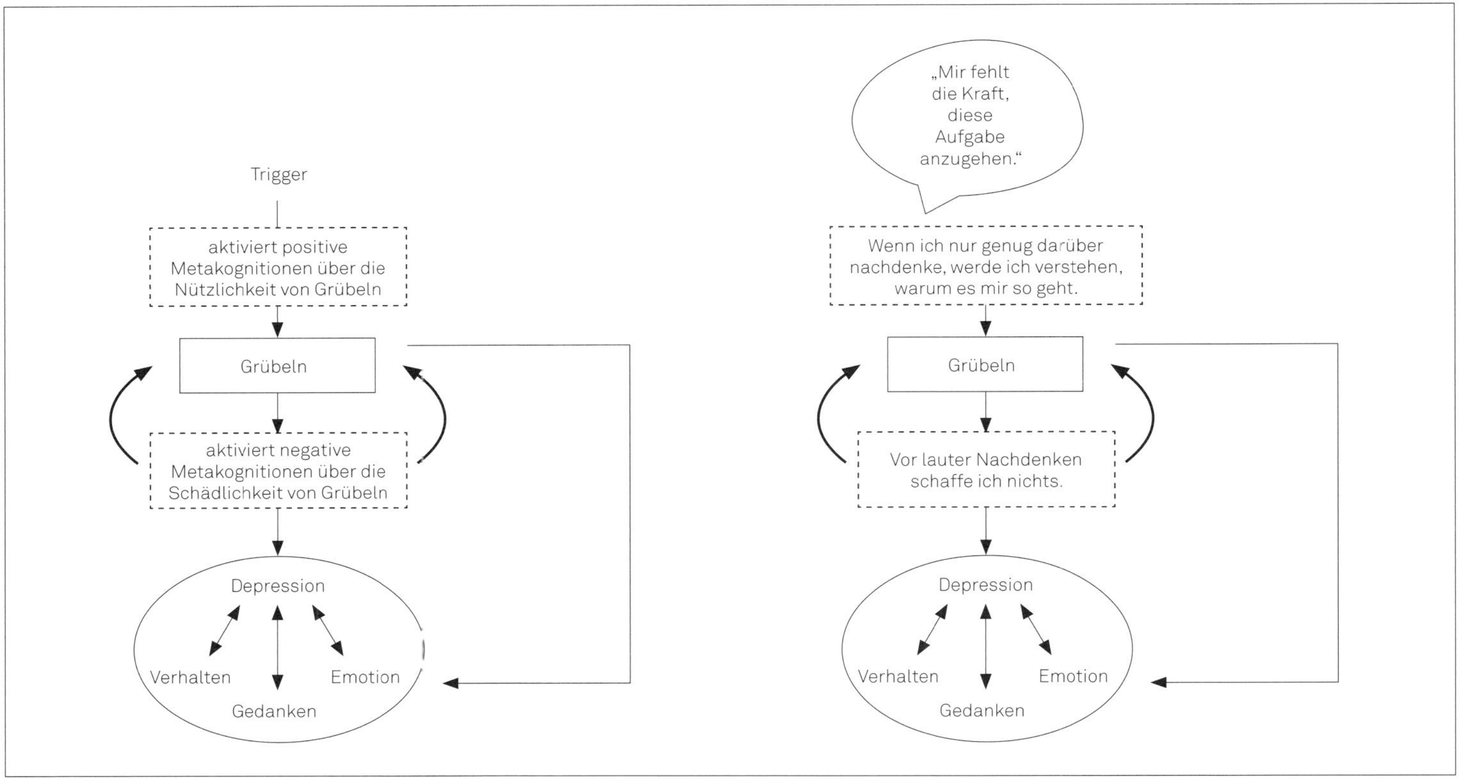

Abbildung 3: Das metakognitive Modell der Depression in allgemeiner Form nach Wells (2011) und am Beispiel einer Patientin

somit zunehmend als unkontrollierbar und schädlich empfunden, was negative Empfindungen weiter verstärkt und zum Ausgangspunkt neuer Grübeleien werden kann. Auch hier wird also von einem Teufelskreis ausgegangen (vgl. Abbildung 3).

Empirische Bestätigung für Grübeln als aufrechterhaltender Faktor bei der Depression

Empirische Untersuchungen haben die Annahmen des metakognitiven Modells der Depression, das Grübelprozesse als aufrechterhaltenden Faktor für depressive Verstimmungen postuliert, vielfach bestätigt. Personen, die positive metakognitive Überzeugungen über die Nützlichkeit von Grübeln hegen, neigen eher zu vermehrter Rumination und weisen höhere Depressionswerte auf (z. B. Roelofs, Huibers, Peeters, Arntz & van Os, 2010). Das betrifft auch gesunde Personen, die gar nicht klinisch depressiv sind. In einer prospektiven Längsschnittstudie zeigte sich, dass positive metakognitive Überzeugungen über die Nützlichkeit von Grübeln bei gesunden Studierenden dazu führte, dass diese Monate später mehr grübelten und eine schlechtere Stimmung zeigten (Weber & Exner, 2013b). Eine Vielzahl von Studien konnte weiterhin zeigen, dass Grübeln als Reaktion auf depressive Symptome zum Fortbestehen depressiver Verstimmungen beiträgt. In experimentellen Studien wurde beobachtet, dass dysphorische Personen, die nach einer negativen Stimmungsinduktion instruiert wurden, über negative Lebensereignisse zu grübeln, mehr depressive Symptome zeigten, als wenn sie sich ablenkten (z. B. Huffziger & Kuehner, 2009). Auch in prospektiven Studien hing habituelles Grübeln mit stärkeren depressiven Symptomen zusammen. So beobachteten Huffziger, Reinhard und Kuehner (2009), dass Rumination das Auftreten von depressiven Symptomen in einer gesunden Stichprobe vorhersagte, während Ablenkung eine geringere Ausprägung depressiver Symptome in einer Stichprobe vormals depressiver Patienten vorhersagte. Positive metakognitive Überzeugungen und Grübelprozesse scheinen also einen Vulnerabilitätsfaktor für die Entstehung und Aufrechterhaltung von negativen Stimmungslagen bis hin zur klinisch relevanten Depression darzustellen.

2.6.3 Zwangsstörung

Zwangsstörungen sind einerseits durch wiederkehrende unangenehme, aufdringliche Gedanken, Vorstellungen und Impulse (Zwangsgedanken) gekennzeichnet, die bei den Betroffenen Angst, Ekel oder schwer definierbare unangenehme emotionale Zustände hervorrufen. Zum anderen treten ritualisierte, neutralisierende mentale oder beobachtbare Handlungen auf, die eine Abwendung von befürchteter Gefahr oder eine Reduktion des unangenehmen Erregungszustandes zum Ziel haben (Zwangshandlungen).

Zwangsstörung: Fusionsannahmen zur Bedeutung von Gedanken

Im Zentrum des metakognitiven Modells der Zwangsstörung stehen ungünstige metakognitive Annahmen über die Bedeutung und Kontrollierbarkeit von Gedanken. Bei Personen mit Zwangsstörungen finden sich gehäuft sogenannte Fusionsannahmen. Personen mit Zwangsstörung setzen häufig automatisch und unreflektiert ihre eigenen Gedanken mit zurückliegenden oder zukünftigen Ereignissen (Gedanken-Ereignis-Fusion) oder Handlungen (Gedanken-Handlungs-Fusion) gleich oder befürchten, dass unangenehme Gefühle und Gedanken sich auf Objekte oder Körperteile übertragen könnten (Gedanken-Objekt-Fusion). Sie „verschmelzen" also Vorstellungen in ihren Gedanken mit Ereignissen, Handlungen und Objekten in der Realität (vgl. Tabelle 2).

Tabelle 2: Beispiele für Fusionsannahmen

Gedanken-Handlungs-Fusion	„Wenn ich denke, dass ich am Bahnsteig jemanden vor den Zug stoßen könnte, dann werde ich das wahrscheinlich auch tun."
Gedanken-Ereignis-Fusion	„Wenn ich denke, dass ich unterwegs jemand angefahren haben könnte, dann ist das wahrscheinlich auch so passiert."
Gedanken-Objekt-Fusion	„Meine unangebrachten sexuellen Fantasien können auf meine Bücher übertragen werden. Damit kann ich sie nicht lesen, ohne von meinen Intrusionen verfolgt zu werden."

Aus dieser engen Verknüpfung oder Gleichsetzung von gedanklichen Phänomenen und tatsächlichen Ereignissen und Handlungen in der Vergangenheit oder Zukunft entsteht laut metakognitivem Modell bei Personen mit einer Zwangsstörung ein großes Misstrauen gegenüber Gedanken und Vorstellungsbildern, die im Kopf auftauchen. Personen mit Zwangsstörung achten daher verstärkt darauf, was in ihrem Kopf vorgeht (kognitive Selbstaufmerksamkeit) und fühlen sich auch für rein gedankliche Prozesse moralisch verantwortlich. Diese erhöhte Selbstaufmerksamkeit und Bedeutungszuschreibung erhöht aber natürlich auch die Wahrscheinlichkeit, dass bestimmte als unangenehm oder unakzeptabel geltenden Gedanken und Vorstellungsbilder auftauchen und Beachtung erfahren. Diese gedanklichen Intrusionen können nun zum Auslöser einer unglücklichen Kette werden. Aufgrund der oben beschriebenen metakognitiven Überzeugungen zur „Macht der Gedanken" (Fusionsannahmen) haben unangenehme Gedanken und Vorstellungen für Personen mit Zwangserkrankung einen ungleich größeren Realitätsgehalt als für andere Menschen. Sie werden mit diesen „verschmolzen", quasi gleichgesetzt, was häufig mit negativen Emotionen, wie Angst oder auch Ekel und unangenehmen Spannungszuständen verbunden ist. Wenn jetzt noch weitere ungünstige Überzeugungen zum Umgang mit solch negativen und unakzeptablen Gedanken hinzukommen, z. B. die Vorstellung, Gedanken durch eigene Anstrengung unterdrücken oder damit in Zusammenhang stehende negative Auswirkungen mit bestimmten Ritualen verhindern (neutralisieren) zu können, entstehen weitere, lerntechnisch ungünstige Rückkopplungsschleifen.

Fusionsannahmen und Annahmen über Rituale als aufrechterhaltende Faktoren bei der Zwangsstörung

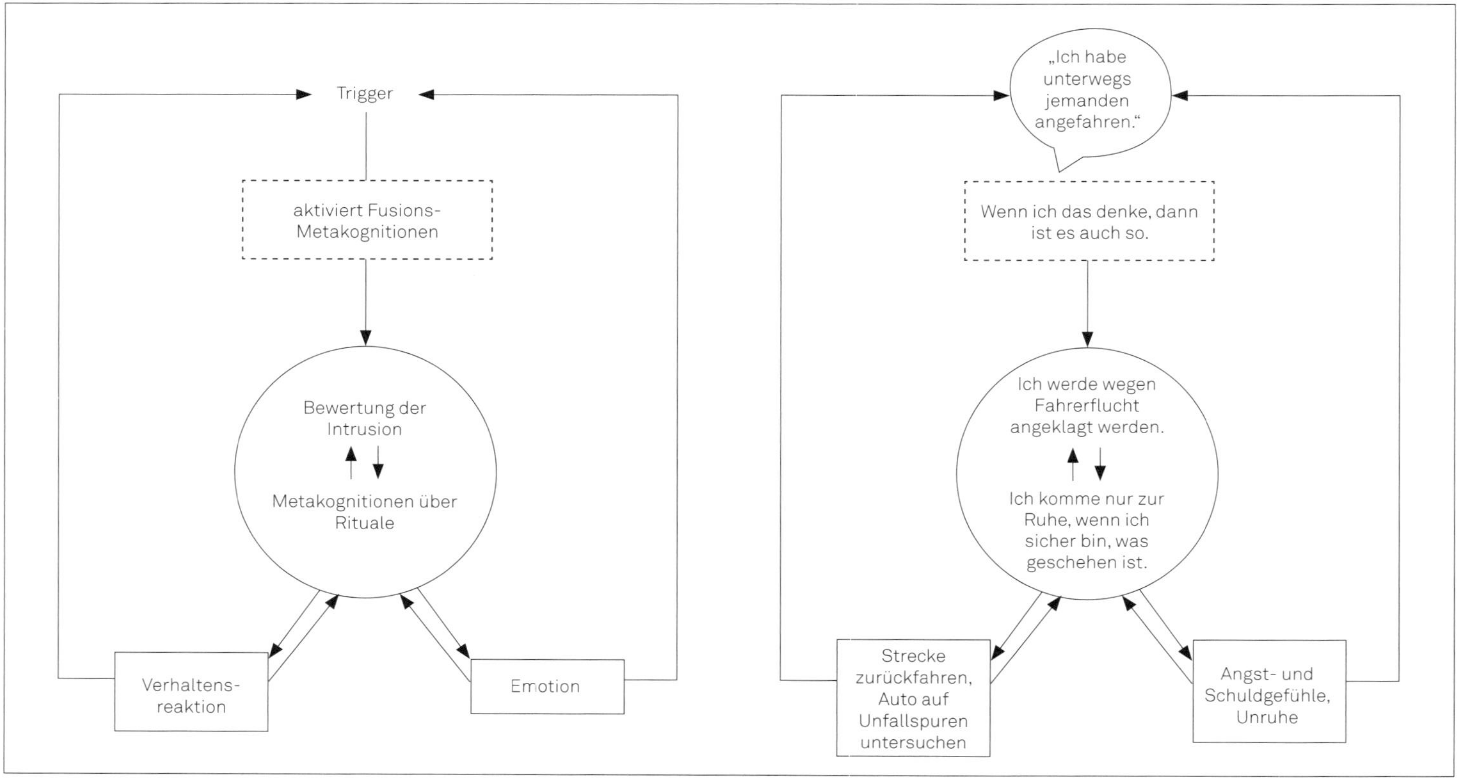

Abbildung 4: Metakognitives Modell der Zwangsstörung in allgemeiner Form nach Wells (2011) und am Beispiel eines Patienten

Diese Rückkopplungsschleifen sind auch im kognitiv-lerntheoretischen Modell der Zwangsstörung von Salkovskis (1985) enthalten. Die Erfahrung, dass neutralisierende oder ritualisierte Verhaltensweisen Anspannung und Unruhe vorübergehend sinken lassen, führt zu einer negativen Verstärkung und damit Aufrechterhaltung von Zwangsritualen. Der Betroffene attribuiert zudem seine Erfahrung, dass die befürchteten negativen Ereignisse nicht eintreffen, auf seine neutralisierenden Verhaltensweisen. Rituale (Zwangshandlungen) verhindern also die Erkenntnis, dass Gedanken häufig nicht die Realität widerspiegeln und vorübergehende folgenlose Ereignisse sein können und dass unangenehme Spannungszustände auch ohne „Gegenmaßnahmen" abklingen. Der Eindruck einer unkontrollierbaren und bedrohlichen inneren und äußeren Welt wird weiter verstärkt, deren Gefahren man mit Wachsamkeit nach innen und gewissenhafter Durchführung der Rituale begegnen muss. Das metakognitive Modell der Zwangsstörung ist in Abbildung 4 allgemein und anhand eines Beispiels dargestellt.

Empirische Bestätigung zur Relevanz von metakognitiven Überzeugungen

Das beschriebene Störungsmodell wird durch die Häufigkeit von Fusionsannahmen und positiven Annahmen über Rituale bei Personen mit Zwangsstörungen und die ebenfalls besonders bei dieser Patientengruppe anzutreffende erhöhte Selbstaufmerksamkeit gestützt. Fusionsannahmen sind zwar nicht nur bei Patienten mit Zwangsstörungen zu beobachten; sie werden auch von Personen mit Angststörungen und affektiven Störungen häufiger berichtet als von gesunden Probanden. Allerdings scheinen sie bei Personen mit Zwangsstörungen und auch bei Personen mit subklinischen Zwangssymptomen in besonders engem Zusammenhang mit der Stärke der Zwangssymptomatik zu stehen und diese besser erklären zu können als andere ungünstige Überzeugungen (überhöhte Verantwortung, Perfektionismus) oder allgemeine metakognitive Überzeugungen. Ein ähnliches Muster zeigte sich in einer prospektiven Längsschnittstudie an Studenten (Myers, Fisher & Wells, 2009). Hier trugen nur metakognitive Überzeugungen zur Vorhersage der (subklinischen) Zwangssymptomatik zu einem späteren Messzeitpunkt bei, aber nicht dysfunktionale Überzeugungen bzgl. Verantwortung, Perfektionismus oder Unsicherheit. Ungünstige metakognitive Überzeugungen, wie die Annahme, Gedanken kontrollieren zu müssen und zu können, scheinen also einen Vulnerabilitätsfaktor für die Entwicklung von Zwangssymptomen darzustellen.

Zusätzlich scheint bei Personen mit Zwangsstörungen die metakognitive Regulationsfähigkeit beeinträchtigt zu sein. Die Betroffenen zeigen eine erhöhte kognitive Selbstaufmerksamkeit (Barahmand, 2009) im Vergleich zu gesunden oder Patienten mit anderen psychischen Störungen, richten also ihre Aufmerksamkeit verstärkt auf interne mentale Prozesse.

Fazit

Zusammenfassend zeigen Modelle und Befunde zu verschiedenen Störungsbildern, dass dysfunktionale metakognitive Annahmen und ungünstige Regulationsstrategien, insbesondere eine erhöhte Selbstaufmerksamkeit, mit einer höheren Ausprägung von psychischer Symptombelastung einhergehen. Diese Ergebnisse bilden das Rational dafür, bei der Entwicklung von Störungsmodellen und Behandlungskonzepten einen stärkeren Fokus auf metakognitive Phänomene zu legen, als es in bisherigen kognitiven Ansätzen der Fall ist.

3 Diagnostik dysfunktionaler metakognitiver Bewertungen und Regulationsstrategien

Der im metakognitiven Störungsmodell postulierte ungünstige Bewältigungsstil, das kognitive Aufmerksamkeitssyndrom, kann über verschiedene Methoden erfasst werden. Ein zentrales Vorgehen ist die Erstellung eines individuellen Fallkonzepts mit dem Patienten, das Auskunft über dysfunktionale metakognitive Annahmen und ihre Zusammenhänge mit der Symptomatik liefert. Zudem können störungsübergreifende sowie störungsspezifische Fragebögen zur Erfassung dysfunktionaler metakognitiver Annahmen eingesetzt werden.

3.1 Die Fallkonzeption als diagnostisches Vorgehen zum Erfassen metakognitiver Annahmen

Übereinstimmendes Vorgehen in der Fallkonzeption bei den Störungsbildern

Das individuelle Fallkonzept wird mithilfe der spezifischen metakognitiven Modelle der einzelnen Störungsbilder erstellt. Dabei ist das übereinstimmende Vorgehen, eine Situation zu besprechen, in der zuletzt belastende Symptome (z. B. negative Stimmung, Zwangsrituale, Sich-Sorgen) auftraten. Zunächst wird der Auslöser (z. B. ein Gedanke, ein Gefühl) identifiziert, bevor auf damit einhergehende Reaktionen (z. B. Grübeln, Sorgen, Anspannung) eingegangen wird. Diese werden dann auf positive (z. B. Nutzen von Grübeln, Sorgen oder Ritualen) und negative (z. B. Kontrollverlusts über das Sorgen oder Grübeln) metakognitive Annahmen zurückgeführt und zu den Symptomen in Beziehung gesetzt (siehe Anleitungen im Anhang).

3.1.1 Die Fallkonzeption bei der Depression

Basierend auf dem metakognitiven Modell der Depression (vgl. Kapitel 2.4.2 und Kapitel 2.6.2) wird das individuelle Fallkonzept mit dem Patienten oder der Patientin erarbeitet (vgl. Abbildung 5). Dabei werden in einer bestimmten Reihenfolge eine Reihe von Fragen gestellt (Wells, 2011), mithilfe derer die einzelnen Komponenten des Modells erfasst werden (vgl. Kasten).

Fragen zur Erstellung eines individuellen Fallkonzepts bei Depression

1. Was war der Gedanke, der bei Ihnen die niedergeschlagene Stimmung auslöste?
2. Als Sie den Gedanken hatten, was haben Sie dann als Nächstes gedacht? Was war dann der darauffolgende Gedanke? Wie lange ging das so?
3. Was passierte mit Ihrer Stimmung, als Sie diese Gedanken hatten? Was waren Auswirkungen auf Gedanken/Gefühle/Verhalten?
4. Es scheint, dass Sie einige Zeit mit Grübeln verbracht haben und dies die Situation schlimmer macht. Können Sie das Grübeln stoppen? Oder erleben Sie es als unkontrollierbar?
5. Denken Sie, dass Ihnen Grübeln, wie Sie es gerade geschildert haben, hilft? Hat Grübeln irgendwelche Vorteile für Sie?

Depression: An Stimmungsveränderung oder Inaktivität ansetzen

Zunächst wird an einer kürzlich zurückliegenden Situation des Patienten oder der Patientin angesetzt, bei der eine Stimmungsverschlechterung auftrat. Wenn Patienten keine Stimmungsveränderung (z. B. aufgrund ständig bestehender schlechter Stimmung) nennen können, können Zeiträume von länger andauernder Inaktivität auf Grübelphasen hindeuten. Anhand dessen wird ein innerer Auslöser für die Stimmungsveränderung oder die Grübelphasen gesucht, was typischerweise einem negativen automatischen Gedanken (z. B. „Ich bin hässlich.") entspricht. Die Kette grüblerischer Gedanken wird dann durch weitere Fragen erfasst. Um die Auswirkungen dieses Grübelns aufzuzeigen, werden Folgen für Gefühle und Stimmungen, wie insbesondere Traurigkeit, aber auch charakteristische Verhaltensmerkmale (z. B. Vermeidungsverhalten) erhoben.

Die dabei gegebenen Informationen über den emotionalen Zustand werden genutzt, um die negativen und positiven Überzeugungen mithilfe von weiteren Fragen zu explorieren (vgl. Kasten).

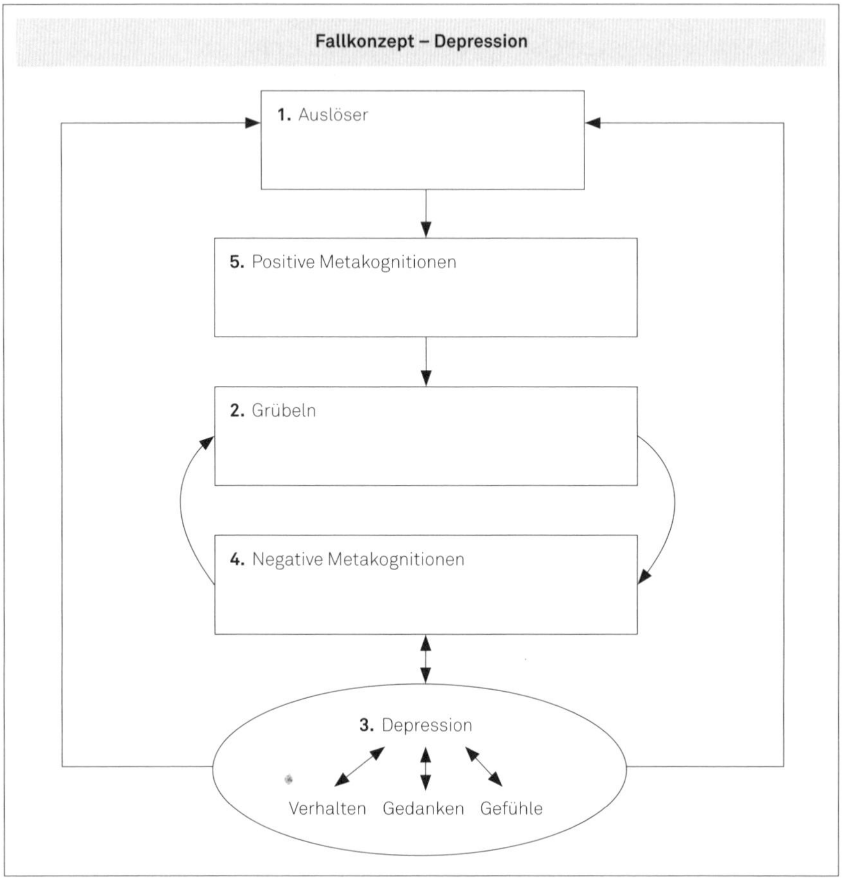

Abbildung 5: Vorlage zur Veranschaulichung des Fallkonzeptes bei Patienten mit Depression (nach Wells, 2011)

Fragen zur Erfassung von *negativen* metakognitiven Überzeugungen

- Grübeln scheint mit einer Verschlechterung Ihres Zustandes einherzugehen. Würden Sie mit dem Grübeln aufhören können?
- Wieviel Kontrolle haben Sie über das Grübeln?
- Können Sie etwas gegen Ihre Symptome unternehmen? Denken Sie, Ihre Depression hat eine biologische oder eine psychologische Ursache?

Fragen zur Erfassung von *positiven* metakognitiven Überzeugungen

- Was sind die Vorteile, die eigenen Probleme und die eigene Stimmung wiederholt zu durchdenken?
- Was ist Ziel Ihrer Grübelschleifen?

- Würden Sie sagen, dass Grübeln ein hilfreicher Vorgehen in Reaktion auf negative Gedanken und Gefühle ist?

3.1.2 Die Fallkonzeption bei der Generalisierten Angststörung

Basierend auf dem störungsspezifischen metakognitiven Modell der Generalisierten Angststörung (vgl. Kapitel 2.6.1) wird das individuelle Fallkonzept anhand von Fragen mit Patienten erarbeitet (Wells, 2011) (vgl. Kasten und Abbildung 6).

GAS: An belastender Sorgenepisode ansetzen

In der Fallkonzepterstellung wird zunächst eine belastende Sorgenepisode durchgegangen, die der Patient oder die Patientin zuletzt erlebt hat. Anhand dessen wird versucht, den auslösenden ersten Gedanken (z. B. eine „Was wäre, wenn...?“-Frage oder eine bildliche Vorstellung von etwas Schlechtem, das passieren könnte) zu identifizieren. Durch Nachfragen, worüber sich der Patient oder die Patientin im Weiteren Sorgen machte, werden Sorgenketten bzw. die Typ-1-Sorgen erfasst. Um die Auswirkungen des Sich-Sorgens aufzuzeigen, werden im dritten Schritt die Folgen für Gefühle, Gedanken und Verhalten erhoben. Im Folgenden werden Typ-2-Sorgen erfasst, indem auf befürchtete Konsequenzen (z. B. Verrücktwerden) des Sich-Sorgens eingegangen wird. Durch weitere Fragen erfasst der Therapeut oder die Therapeutin positive und negative Metakognitionen und ermittelt bisherige Bewältigungsstrategien. Dazu werden Strategien erfragt, die zur Unterbrechung des Sich-Sorgens eingesetzt werden (z. B. Rückversicherungsverhalten) oder der Vermeidung dienen (z. B. Vermeidung von Nachrichten). Zuletzt erfragt der Therapeut oder die Therapeutin gedankliche Strategien, z. B. ob Gedanken kontrolliert oder vermieden werden.

Fragen zur Erstellung eines individuellen Fallkonzepts bei der Generalisierten Angststörung

1. Welcher Gedanke kam Ihnen in den Kopf, der Ihre Sorgen ausgelöst hat?
2. Worüber habe Sie sich im Weiteren nach diesem Gedanken Sorgen gemacht?
3. Wie haben Sie sich gefühlt, als Sie sich diese Sorgen machten?
4. Was hätte passieren können, wenn Sie sich weiter Sorgen gemacht hätten (z. B. Verrücktwerden, Körper schädigen)?
5. Denken Sie, dass Sorgen schädlich sein können? Warum hören Sie dann nicht auf, sich Sorgen zu machen? Glauben Sie, dass Ihre Sorgen unkontrollierbar sind?

6. Glauben Sie, dass Sich-Sorgen auch irgendwie hilfreich ist oder Vorteile hat?
7. Als Sie begannen, sich Sorgen zu machen, versuchten Sie, etwas dagegen zu unternehmen oder etwas zu vermeiden?
8. Versuchten Sie, Ihre Gedanken zu kontrollieren oder an bestimmte Dinge nicht zu denken?

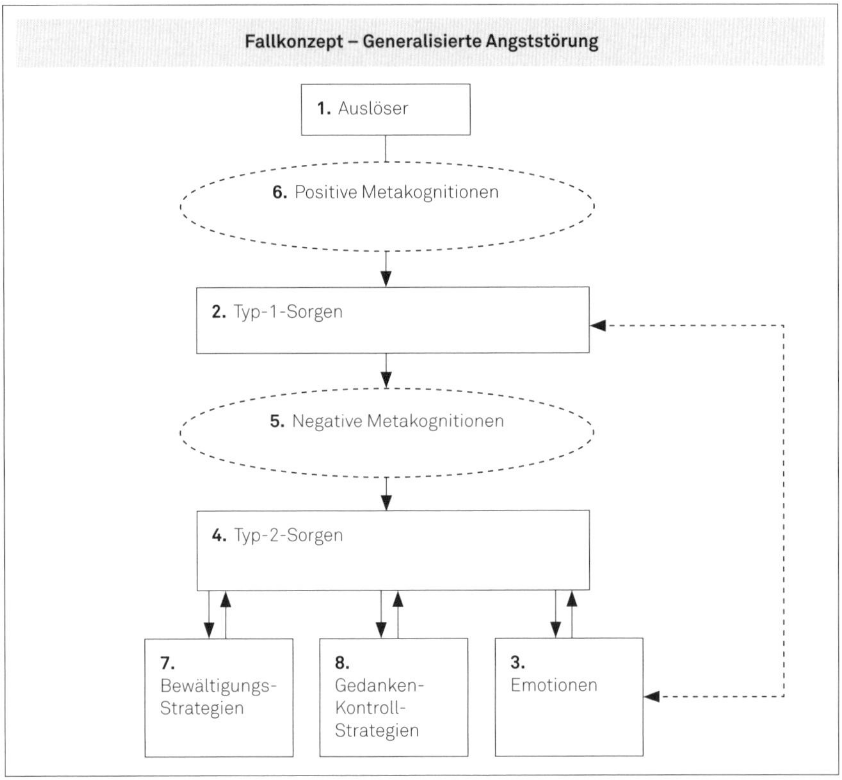

Abbildung 6: Vorlage zur Veranschaulichung des Fallkonzeptes bei Patienten mit Generalisierter Angststörung (nach Wells, 2011)

Fragen zur Erfassung von *negativen* metakognitiven Überzeugungen

- Wenn Sie sich wirklich intensiv Sorgen machen würden, denken Sie, dass Sie verrückt werden könnten?
- Denken Sie, dass Sorgen Ihrem Körper oder Sie in anderer Form schädigen könnten?
- Warum können Sie nicht aufhören, sich Sorgen zu machen? Denken Sie, dass Ihre Sorgen unkontrollierbar sind?

Fragen zur Erfassung von *positiven* metakognitiven Überzeugungen

- Denken Sie, dass Sich-Sorgen auf irgendeine Art hilfreich ist?
- Glauben Sie, dass das Sich-Sorgen für Sie Vorteile haben könnte (Sie z. B. auf etwas vorbereiten könnte)?

Zentral in der Fallbeschreibung (und damit auch in der Behandlung) sind insbesondere die negativen metakognitiven Überzeugungen. Während positive metakognitive Überzeugungen bei vielen, aber nicht allen Patienten vorliegen, sind negative Überzeugungen über die Unkontrollierbarkeit des Sorgens eigentlich immer vorhanden. Oftmals sind sie nicht so leicht zu erheben, wenn sie z. B. nur indirekt in den Beschreibungen des Patienten oder der Patientin enthalten sind. Ein gezieltes Nachfragen kann Aufschluss über implizite negative Überzeugungen liefern (z. B. „Wenn Sie durch die Sorgen noch mehr Angst bekommen, warum können Sie dann nicht einfach aufhören, sich Sorgen zu machen?“).

3.1.3 Die Fallkonzeption bei der Zwangsstörung

Basierend auf dem metakognitiven Modell der Zwangsstörung (vgl. Kapitel 2.6.3) wird zu Beginn der Therapie ein individuelles Fallkonzept mit dem Patienten oder der Patientin erstellt (Wells, 2011), wie es im Folgenden zusammengefasst ist (vgl. Kasten und Abbildung 7).

Fragen zur Erstellung eines individuellen Fallkonzepts bei der Zwangsstörung

1. Welcher Gedanke war das letzte Mal Auslöser, als Sie durch Zwangsgedanken/-handlungen belastet waren?
2. Wie haben Sie sich gefühlt, als Sie diesen Gedanken hatten?
3. Was bedeutet es für Sie, diesen Gedanken zu haben? Was hätte schlimmstenfalls in der Folge passieren können?
4. Dieser Gedanke scheint eine besondere Bedeutung zu haben. Was bedeutet er für Sie? Wie sehr glauben Sie daran, dass dieser Gedanke diese Bedeutung hat?
5. Haben Sie etwas unternommen, damit negative Folgen des Gedankens nicht eintreten? Setzten Sie Rituale ein oder taten etwas, um Ihre Angst zu verringern?
6. Was würde passieren, wenn Sie diese Reaktion nicht zeigen würden? Woher wissen Sie, wann Sie aufhören können?

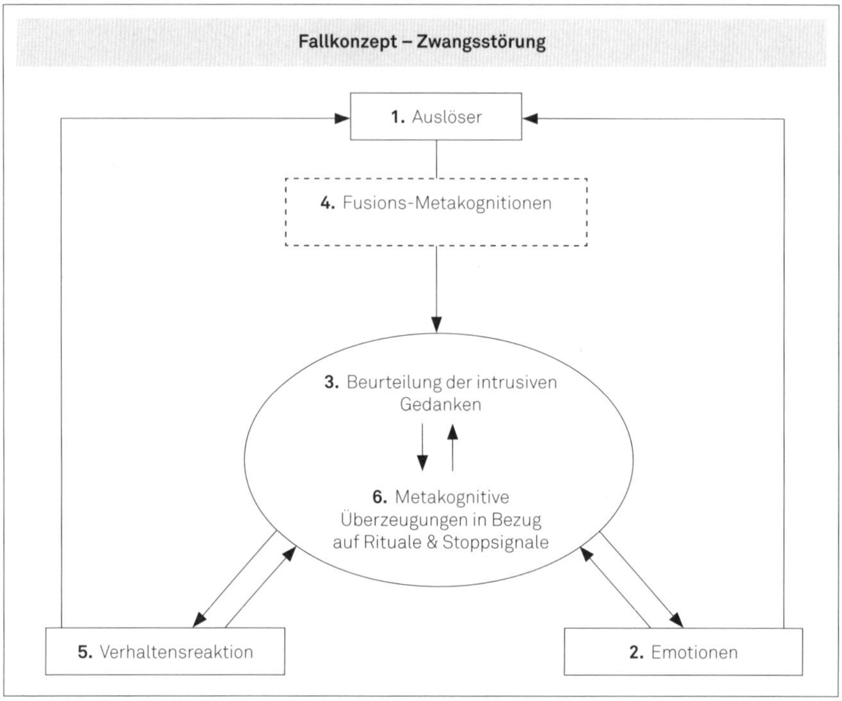

Abbildung 7: Vorlage zur Veranschaulichung des Fallkonzeptes bei Patienten mit Zwangsstörung (nach Wells, 2011)

Zwangsstörung: An aufdringlichen Gedanken oder Zwangshandlungen ansetzen

Zunächst wird an einem aufgetretenen aufdringlichen Gedanken oder an Zwangshandlungen angesetzt, die der Patient oder die Patientin zuletzt berichtet hat. Dabei wird die auslösende Intrusion (ein Gedanken, ein Gefühl oder ein Handlungsimpuls) exploriert. Um die metakognitive Verarbeitung dieser Intrusionen zu erfassen, erfragt der Therapeut oder die Therapeutin anschließend zunächst die emotionale Reaktion (z.B. Anspannung, Angst) auf diesen Gedanken. Auf dieser Basis kann im dritten Schritt ermittelt werden, wie der Patient oder die Patientin selbst den aufdringlichen Gedanken beurteilt hat. Dabei wird darauf eingegangen, dass die sich aufdrängenden Gedanken und Gefühle für Betroffene offensichtlich eine Bedeutung haben, und erfragt, was in Folge schlimmstenfalls passieren könnte (z.B. Ansteckungsgefahr bei Waschzwang). Im Folgenden wird zu Erfassung der metakognitiven Fusionsannahmen die vorherige Bewertung der Intrusionen aufgegriffen, wie es in den Fragen im Kasten abgebildet ist. Der Therapeut oder die Therapeutin erfragt Rituale und Neutralisationsverhalten, die in Reaktion auf die Intrusion auftreten (z.B. Handlungen zur Verhinderung von negativen Ereignissen). Dabei wird auch der Umfang dieser Reaktionen erfasst (z.B. „Wie oft/wie lange kontrollieren Sie die Lichtschalter?“).

Wie in unten stehenden Fragen abgebildet, werden in einem letzten Schritt Annahmen des Patienten oder der Patientin zu neutralisierenden Ritualen und subjektive Regeln zu ihrer Durchführung und Beendigung erfragt.

Fragen zur Erfassung von Fusions-Metakognitionen

- Was bedeutet der Gedanke oder das Gefühl genau?
- Glauben Sie, dass diese Gedanken eine große Bedeutung haben? Warum ist das so?
- Ist es schädlich oder gefährlich, diesen Gedanken zu haben? Inwiefern?
- Es hat den Anschein, dass Sie diesen Gedanken eine große Bedeutung beimessen. Kann es sein, dass Sie annehmen, dass [hier Fusionsannahme einsetzen]? Wie sehr würden Sie dieser Annahme zustimmen?

Fragen zur Erfassung von metakognitiven Überzeugungen in Bezug auf Rituale und Stoppsignale

Überzeugungen in Bezug auf Rituale:

- Was sind die Vorteile Ihres Verhaltens?
- Was könnte schlimmstenfalls eintreten, wenn Sie Ihre Rituale nicht mehr ausüben könnten?

Stoppsignale:

- Woher wissen Sie, wann Sie aufhören können?
- Was ist Ihr Ziel bei der Durchführung Ihrer Rituale und woher wissen Sie, wann Sie es erreicht haben?
- Haben Sie eine Regel, nach der Sie wissen, wie oft Sie das Ritual durchführen müssen?

3.2 Erfassung von metakognitiven Überzeugungen durch Fragebögen

Fragebögen eignen sich insbesondere, wenn Inhalte und Ausprägung metakognitiver Überzeugungen in (Vergleichs-)Studien an Gruppen von Personen untersucht und verglichen werden sollen oder wenn Behandlungseffekte systematisch eingeschätzt werden sollen. Im Folgenden wird der am meisten bekannte und am weitesten verbreitete Metakognitionsfragebogen (MKF) näher vorgestellt (vgl. Tabelle 3). Einen Überblick über weitere Fragebögen, die zur Erfassung spezifischer Formen metakognitiver Überzeugungen eingesetzt werden können, bietet orientierend Tabelle 4 und ausführlicher die Übersichtsarbeit von Weber und Exner (2013a).

Tabelle 3: Dimensionen und Itembeispiele des Metakognitionsfragebogens (MKF)

Dimension	Beispielitems
Unkontrollierbarkeit und Gefährlichkeit des Sorgens	„Meine Sorgen halten an, egal, wie ich mich bemühe, sie zu stoppen“
Positive Überzeugungen	„Sich-Sorgen hilft mir, zukünftige Probleme zu vermeiden.“
Vertrauen in das Gedächtnis	„Ich misstraue meinem Gedächtnis.“
Kognitive Selbstaufmerksamkeit	„Ich achte genau drauf, wie mein Verstand arbeitet.“
Bedürfnis nach Kontrolle	„Ich sollte meine Gedanken immer unter Kontrolle haben.“

MKF: Metakognitionen und Regulationsstrategien

Der Metakognitionsfragebogen (MKF; engl.: Metacognitions Questionnaire, MCQ) dient der Erfassung verschiedener Aspekte von metakognitiven Überzeugungen und Regulationsstrategien. Ein Schwerpunkt liegt auf der dysfunktionalen Regulationsstrategie des Sich-Sorgens und die Items der Dimensionen „Unkontrollierbarkeit und Gefährlichkeit des Sich-Sorgens“ und „Positive Überzeugungen“ beziehen sich in ihren Formulierungen speziell auf Sorgen. Items zum kognitiven Vertrauen beziehen sich vor allem auf das Gedächtnis.

Im Original (Cartwright-Hatton & Wells, 1997) weist der Fragebogen eine fünfdimensionale Struktur auf, die sich auch für die deutschsprachige Variante und auch in der Kurzform bestätigen ließ (vgl. Tabelle 3).

Tabelle 4: Exemplarische Instrumente (deutsche Versionen) zur Erfassung spezifischer Formen ungünstiger metakognitiver Überzeugungen

Instrument	Erfasste dispositionelle Konstrukte
Response Styles Questionnaire (RSQ) (dt. Kurzversion: Bürger & Kühner, 2007)	Selbstbezogene und symptombezogene Rumination sowie Distraktion im Umgang mit negativer Stimmung
Penn State Worry Questionnaire (PSWQ) (dt. Version: Stöber, 1995)	Sorgenneigung
Thought Action Fusion-Skala (TAF) (dt. Version: Hansmeier, Exner, Rief & Glombiewski, 2014)	Verschmelzung (Fusion) zwischen Gedanken und Handlungen/ Ereignissen

Die Langform des Fragebogens umfasst 65 Items und weist im Original und in der deutschen Bearbeitung (Möbius & Hoyer, 2003) gute interne Konsistenzen (> 0.70) der fünf Skalen und gute Retestreliabilität auf. Die validierte deutschsprachige Kurzform (MKF-30) ermöglicht eine ökonomische Erfassung bei weiterhin gegebener Reliabilität und Validität. Grenz- und Normwerte für die Individualdiagnostik liegen nicht vor, aber in Ergänzung der individuellen Befragung (vgl. Kapitel 3.1) kann mithilfe des Fragebogens systematisch erfasst werden, welche ungünstigen metakognitiven Überzeugungen, insbesondere zum Sich-Sorgen bestehen und wie sie ggf. nach Interventionen zurückgehen.

Vom MKF existieren auch revidierte, validierte Versionen für Jugendliche und Kinder, die auf eine bessere Verständlichkeit für diese Altergruppen ausgelegt sind, zum Beispiel eine deutschsprachige Version für Kinder von 8 bis 14 Jahren (Stevens, Adam, Melfsen & Gerlach, eingereicht).

4 Behandlung

4.1 Darstellung der zentralen Therapieelemente

Basierend auf dem metakognitiven Störungsmodell (vgl. Kapitel 2) liegt der Schwerpunkt der metakognitiven Therapie auf der Veränderung metakognitiver Annahmen und *Prozesse*. Im Gegensatz zur klassischen KVT, die stärker an den *Inhalten* und Produkten dysfunktionaler Informationsprozesse ansetzt, ist das Ziel der metakognitiven Therapie, die Art und Weise zu verändern, *wie* ein Mensch denkt und nicht *was*. Um dies zu erreichen, kommen verschiedene Behandlungselemente zum Einsatz, die bei Patienten und Patientinnen eine veränderte Bewertung von Gedanken und einen veränderten Umgang mit mentalen Prozessen erreichen sollen (vgl. auch „Überblick zum Ablauf der metakognitiven Therapie“ im Anhang auf S. 89).

Veränderung metakognitiver Annahmen und Prozesse

4.1.1 Erstellung eines individuellen Fallkonzeptes und Vertrautmachen mit dem Modell

Ähnlich wie in der KVT spielt die Erstellung eines individuellen Fallkonzepts eine zentrale Rolle in der Behandlung. Es hat zum Ziel, das individuelle Zusammenspiel zwischen metakognitiven Überzeugungen, Gefühlen und Handlungen zunächst in exemplarischen Situationen zu identifizieren und nachfolgend in ein geteiltes Störungs- und Behandlungsmodell zu überführen. Auf der Basis dieses erarbeiteten Modells können Ansatzpunkte für die folgenden Veränderungsschritte erarbeitet werden. Als Heuristik für die Erarbeitung individueller Fallkonzepte dienen dem Therapeuten oder der Therapeutin die spezifischen metakognitiven Modelle der einzelnen Störungsbil-

Fallkonzepterstellung anhand der spezifischen Modelle

der und Vorschläge zu geeigneten Interview-Fragen aus dem Manual von Wells (Wells, 2011), wie dies im Kapitel zur Diagnostik dysfunktionaler Bewertungen und Regulationsstrategien (vgl. Kapitel 3.1) ausführlich beschrieben ist. Neben einer Erstellung des Fallkonzepts zu Beginn kann dies auch im Verlauf der Behandlung erneut erfolgen, um beispielsweise eine Generalisierung bereits verstandener Zusammenhänge (z. B. über verschiedene Zwangssymptome wie Kontroll- und Waschzwang) zu erleichtern.

Vertrautmachen mit dem Modell

Nach der Erstellung wird der Patient oder die Patientin mit dem Modell vertraut gemacht, indem anhand des individuellen Fallkonzepts die störungsaufrechterhaltende Wirkung dysfunktionaler metakognitiver Annahmen aufgezeigt wird. Dies wird durch gezielte Fragen (z. B. „Welche Auswirkungen hatte es auf Ihre Stimmung, wenn Sie mal nicht gegrübelt haben?"), Metaphern (z. B. „Grübeln ist wie ein Herausgraben aus einem tiefen Loch, in das man dabei immer tiefer rutscht") und Verhaltensexperimente (z. B. „Denken Sie in den nächsten 2 Minuten nicht an einen rosa Elefanten") unterstützt.

Objektmodus und metakognitiver Modus

Dabei werden auch die zwei Arten metakognitiver Erfahrung, die Modi, vermittelt: Beim *Objektmodus* werden Gedanken und Überzeugungen als Ereignisse erlebt, die nicht von tatsächlichen Ereignissen unterschieden werden können, „als ob sie mit der Realität verschmolzen wären". Im *metakognitiven Modus* hingegen können Gedanken als vom Selbst und der Welt getrennte innere Ereignisse betrachtet werden. Mit der metakognitiven Behandlung soll ein Erleben im metakognitiven Modus gefördert werden, um ein innerliches Zurücktreten von Gedanken zu ermöglichen.

4.1.2 Aufmerksamkeitstraining (Attention Training Technique, ATT)

Aufmerksamkeitslenkung auf auditorische Stimuli

Das Hauptziel der metakognitiven Therapie ist es, eine auf das Selbst fokussierte negative kognitive Verarbeitung, das kognitive Aufmerksamkeitssyndrom (vgl. Kapitel 2.2), zu reduzieren und die metakognitive Kontrolle zu verbessern. Dabei kann unterstützend ein spezifisches Aufmerksamkeitstraining, die *Attention Training Technique* (ATT, Wells, 1990), eingesetzt werden. Mithilfe von drei Aufmerksamkeitsaufgaben wird dabei die Aufmerksamkeit auf externale, auditorische Stimuli gelenkt. Dabei kann auf existierende Geräusche in der Umgebung fokussiert werden, z. B. Verkehrslärm, ergänzend kann der Therapeut aber auch Geräusche herstellen (z. B. durch Klopfen mit dem Stift auf den Tisch). Zudem findet sich eine Datei mit Übungsgeräuschen im Netz[2].

2 vgl. http://www.metakognitivetherapie.de/download-aufmerksamkeitstraining

Das ATT umfasst die drei Aufmerksamkeitsaufgaben „selektive Aufmerksamkeit", „schnelle Verlagerung der Aufmerksamkeit" und „geteilte Aufmerksamkeit". Diese Aufgaben werden nacheinander während einer 10- bis 15-minütigen ATT-Einheit durchgeführt. Dabei werden zunächst die Übungen für die selektive Aufmerksamkeit und anschließend für die schnelle Verlagerung der Aufmerksamkeit für je ungefähr fünf Minuten bearbeitet, bevor abschließend eine zweiminütige Einheit zum Training der geteilten Aufmerksamkeit folgt.

Drei Aufmerksamkeitsaufgaben

In einem ersten Schritt wird Patienten oder Patientinnen das Therapierational dieser Behandlungstechnik vermittelt. Dieser Schritt ist aus verschiedenen Gründen besonders wichtig: Das Ziel des ATT kann häufig missverstanden werden, z. B. könnten Patienten oder Patientinnen denken, Ziel sei es, ein Nicht-Denken zu erreichen, also einen Zustand, der frei von jeglichen inneren Erfahrungen ist. Das kann im Weiteren zu fehlerhaften Anwendungen führen. Zudem erfordert das selbstständige weitere Üben eine Compliance und Motivation von Patienten, die durch eine nachvollziehbare Begründung der Einführung dieser Technik gefördert werden kann. Aufbauend auf der störungsspezifischen Fallkonzeption und dem Vertrautmachen mit dem Modell sollte daher zunächst die störungsaufrechterhaltende Wirkung der exzessiven Selbstaufmerksamkeit und des Grübelns herausgestellt werden, um die Notwendigkeit eines anderen Umgangs mit negativen Gefühlen und Gedanken abzuleiten. Beispielsweise kann der Therapeut oder die Therapeutin bei einer Patientin mit Panikstörung oder Krankheitsangst betonen, dass eine Fokussierung auf Körpersymptome ein ausschlaggebender Faktor in der Aufrechterhaltung der Symptomatik ist. Bei einem depressiven Patienten kann erarbeitet werden, dass die Aufmerksamkeitsausrichtung auf eigene Gedanken mit Grübeln einhergeht und damit eine negative Stimmung fördert. Das ATT soll dabei die Patienten darin unterstützen, genau diese dysfunktionalen Bewältigungsprozesse unterbinden zu können. Hält der Patient oder die Patientin dieses Vorgehen bei einer Einschätzung für nicht glaubwürdig genug, sollte die Einführung durch weitere Beispiele und Verhaltensexperimente ausgeweitet werden.

Einführung in das ATT besonders wichtig

Ziel: Beendigung dysfunktionaler Bewältigungsprozesse

Im zweiten Schritt schätzt zunächst der Patient oder die Patientin die eigene Selbstaufmerksamkeit auf einer Likert-Skala von „Ganz nach außen gerichtet" bis „Ganz auf mich selbst gerichtet" ein (vgl. Kasten). Dies wird vor und nach der Umsetzung des ATT durchgeführt und damit eine Veränderung nach dem Training verdeutlicht. Bei einer Veränderung von weniger als zwei Punkten sollten die Gründe dafür exploriert und das ATT gegebenenfalls wiederholt werden.

Selbstaufmerksamkeitseinschätzung

Selbstaufmerksamkeitsskala (Wells, 2011)

Jeder Mensch kann seine Aufmerksamkeit entweder auf sich selbst oder auf die äußere Umgebung richten. Wenn der Mensch seine Aufmerksamkeit auf sich selbst lenkt, dann achtet er auf eigene Gedanken, Gefühle, Erinnerungen oder aufdringliche Bilder – kurz gesagt auf alles, was in seinem Kopf oder Körper vor sich geht. Wenn der Mensch seine Aufmerksamkeit auf die äußere Umgebung richtet, dann achtet er auf Dinge, die sich um ihn herum befinden oder geschehen.

Wie stark ist aktuell Ihre Aufmerksamkeit auf Sie selbst oder Ihre äußere Umgebung gerichtet? Bitte geben Sie dies auf der Skala an:

-3	-2	-1	0	+1	+2	+3
Völlig nach außen gerichtet			gleichmäßig verteilt			Völlig auf mich selbst gerichtet

Anleitung des ATT durch den Therapeuten

Im dritten Schritt wird der Patient vom Therapeuten in der Umsetzung des ATT angeleitet (siehe Anleitung, adaptiert nach Wells, 2011). Der Therapeut oder die Therapeutin betont zuvor, dass beim Auftreten von intrusiven Gedanken oder Gefühlen diese als Hintergrundereignisse wahrgenommen und nicht unterdrückt werden sollten. Es sollten immer wieder Sprechpausen während der Instruktionen eingelegt werden (vgl. auch die Karte „Aufmerksamkeitstraining" am Ende des Buches):

Anleitung zur selektiven Aufmerksamkeit: Bitte richten Sie Ihre Aufmerksamkeit auf einen Punkt im Raum und versuchen Sie während der Übung, den Blick dort zu belassen. Lenken Sie Ihre Aufmerksamkeit auf meine Stimme (S1). Konzentrieren Sie sich nur auf dieses Geräusch. Wenn Sie andere Geräusche hören, nehmen Sie diese wahr, ohne Ihre Aufmerksamkeit darauf zu lenken. Bleiben Sie mit Ihrer Aufmerksamkeit nur bei meiner Stimme.

Lenken Sie nun Ihre Aufmerksamkeit auf das Geräusch, das Sie hören, wenn ich mit dem Stift auf den Tisch klopfe (S2). Konzentrieren Sie sich nur auf dieses Geräusch. Ignorieren Sie alle anderen Geräusche um Sie herum. Wenn Ihre Aufmerksamkeit abschweift, bringen Sie sie wieder auf das Geräusch zurück.

Lenken Sie jetzt Ihre Aufmerksamkeit auf Geräusche, die Sie außerhalb des Raumes hören. Konzentrieren Sie sich auf den Flur vor diesem Zimmer (S3). Vielleicht entdecken Sie dort ein Geräusch. Wenn nicht, bleiben

Sie dennoch mit Ihrer Aufmerksamkeit auf dem Flur vor diesem Zimmer. Nehmen Sie alles wahr, was dort zu hören ist. Wenn Sie von einem anderen Geräusch außerhalb des Flures abgelenkt werden, lenken Sie die Aufmerksamkeit wieder zum Flur zurück.

In diesem Sinne werden die Instruktionen auf weitere Geräusche angepasst (S4 bis S7, z.B. weiter außerhalb des Raumes).

Anleitung zur schnellen Verlagerung der Aufmerksamkeit: Nachdem Sie nun Ihre Aufmerksamkeit auf verschiedene Geräusche gerichtet haben, möchte ich Sie nun bitten, Ihre Aufmerksamkeit in schneller Abfolge wechselnd auf die unterschiedlichen Geräuschquellen zu lenken. Richten Sie zunächst Ihre Aufmerksamkeit auf meine Stimme (S1), ohne ein anderes Geräusch wahrzunehmen. Jetzt lenken Sie die Aufmerksamkeit auf den Flur vor diesem Zimmer (S3). Achten Sie nur auf dieses Geräusch. Fokussieren Sie jetzt auf das Klopfen (S2). Verlagern Sie jetzt Ihre Aufmerksamkeit auf (S6). Jetzt auf meine Stimme (S1). Jetzt auf das Geräusch (S4) ... (S5) ... (S2) ... etc.

Anleitung zur geteilten Aufmerksamkeit: Zum Abschluss sollten Sie Ihre Aufmerksamkeit möglichst stark ausweiten. Versuchen Sie, möglichst alle Geräusche, die Sie vorhin gehört haben, gleichzeitig wahrzunehmen. Dabei sollten Sie Ihre Aufmerksamkeit sowohl auf Geräusche innerhalb des Raumes als auch auf Geräusche außerhalb des Raumes richten. Versuchen Sie in Gedanken alle Geräusche, die Sie gleichzeitig hören können, zu zählen. Damit endet die Übung. Wie viele Geräusche sind es?

ATT-Übung für zu Hause besprechen

Nach der Durchführung des ATT wird im vierten und letzten Schritt mit dem Patienten oder der Patientin nach dem Rückblick auf das ATT eine Übung für zu Hause besprochen. Dafür sollten Patienten das ATT mindestens einmal pro Tag für 15 Minuten anwenden – aber ohne es als Bewältigungsstrategie, z.B. zur Ablenkung von ungewollten Gedanken, einzusetzen. Eine deutschsprachige Anleitung zur selbstständigen Durchführung des ATT, die Patienten zum persönlichen Gebrauch empfohlen werden kann, kann unter http://www.metakognitivetherapie.de/aufmerksamkeitstraining-att abgerufen werden.

4.1.3 Losgelöste Achtsamkeit (Detached Mindfulness)

Nicht-wertende Wahrnehmung innerer Ereignisse

In der metakognitiven Therapie soll eine neue Art des Umgangs mit mentalen Ereignissen gefördert werden, die dem dysfunktionalen Verarbeitungsstil des CAS entgegenwirken soll. Wells und Kollegen nennen diesen angestrebten Zustand „Detached Mindfulness“ (DM), im Deutschen wird DM mit „losgelöster Achtsamkeit“ beschrieben. Losgelöste Achtsamkeit ist ein Zustand der bewussten Wahrnehmung innerer Ereignisse, bei dem auf Bewertungen, Kontrollversuche, Unterdrückung von Gedanken oder Emotionen oder Reaktionen auf der Ebene des Verhaltens verzichtet wird. Es besteht aus zwei wesentlichen Komponenten: Bewusste Wahrnehmung auf der Metaebene und Losgelöstheit (engl. detachment), d.h. Nicht-Reagieren. Dabei ermöglicht losgelöste Achtsamkeit es Menschen, vom Objektmodus (vgl. Kapitel 4.1.1) in den metakognitiven Modus zu gelangen. Mit Achtsamkeit wird eine nicht-wertende Bewusstheit für aktuelle mentale Ereignisse beschrieben. Mit losgelöster Achtsamkeit innere Ereignisse zu betrachten, bedeutet, jede Art von konzeptueller Beschäftigung und Bewältigungsstrategie (z.B. perseverierendes Denken oder Gedankenunterdrückung) in Reaktion auf mentale Ereignisse (z. B. Sorgen, intrusiven Bilder, negative Gedanken und Erinnerungen) zu unterlassen. Stattdessen soll die Person sich selbst als Beobachter losgelöst von Gedanken erleben. Dies ist das allgemeine Behandlungsziel metakognitiver Therapie. Es gibt spezifische Techniken (Wells, 2005a), die diese losgelöste Achtsamkeit fördern sollen. Im Folgenden werden die Techniken der Freien Assoziation, die Tiger-Übung, die Wolken-Metapher und die Zug-Metapher vorgestellt (vgl. auch die Karte „Losgelöste Achtsamkeit“ am Ende des Buches):

Sich selbst als losgelöst von Gedanken erleben

Freie Assoziation: Ich werde Ihnen gleich eine Liste von Wörtern sagen und Sie darum bitten, Ihre Gedanken frei ziehen zu lassen. Sie sollten nicht versuchen, Ihre Gedanken zu kontrollieren, stattdessen vielmehr passiv beobachten, welche Gedanken auftreten. Bei manchen Personen kommen kaum Gedanken, bei anderen kommen Bilder oder Erinnerungen auf. Ich sage Ihnen nun die Liste: Apfel, Stift, Tisch, Tiger, Bäume, Brille, Atem, Statue. Was passierte, als Sie einfach Ihre Gedankenwelt beobachteten?

Tiger-Übung: Damit Sie ein Gefühl für die Anwendung von losgelöster Achtsamkeit bekommen, möchte ich Sie darum bitten, das Bild eines Tigers in Ihrer Vorstellung entstehen zu lassen. Ich möchte, dass Sie das Bild nicht zu beeinflussen versuchen. Versuchen Sie also nicht, das Verhalten des Tigers oder irgendetwas anderes zu beeinflussen. Das Bild kann bunt oder schwarz-weiß sein. Es spielt keine Rolle, Sie sollten den Tiger einfach beobachten. Der Tiger kann sich bewegen, Sie sollten ihn sich aber nicht bewegen lassen. Beobachten Sie einfach die Entwicklung des Bildes auf eine passive Art und Weise.

Wolken-Metapher: Um losgelöste Achtsamkeit besser zu verstehen, kann es hilfreich sein, Gedanken wie vorbeiziehende Wolken am Himmel zu erleben. Wolken sind als Teil der Selbstregulation der Atmosphäre zu betrachten, in die man nicht eingreifen kann. Stellen Sie sich Ihre Gedanken und Gefühle wie vorbeiziehende Wolken am Himmel vor. Sie sollten Ihren Gedanken ihren eigenen Raum und ihre eigene Zeit geben und daran denken, dass sie letzten Endes vorbeiziehen werden.

Zug-Metapher: Sie sollten sich vorstellen, dass Sie als Reisender an einem Bahnsteig auf einen Zug warten. Ihre Gedanken und Emotionen sind wie Züge, die durch den Bahnhof fahren. Stellen Sie sich vor, wie Sie den Zügen beim Vorbeifahren zuschauen, ohne diese anzuhalten. Sie haben die Wahl, ob Sie in einen Zug einsteigen oder nicht. Es ist nicht sinnvoll, einen Zug zu nehmen, der einen dahin bringt, wo man nicht sein möchte.

Durch sokratischen Dialog unterstützt

In der Umsetzung wird zunächst eine bewusste Wahrnehmung von Gedanken auf der Metaebene gefördert, sodass diese im Weiteren als losgelöst vom Beobachter wahrgenommen werden können. Der Therapeut oder die Therapeutin erläutert und demonstriert dem Patienten während der Therapiesitzungen die DM-Techniken und fördert die Motivation zur Anwendung durch einen sokratischen Dialog. Zum Beispiel kann der Therapeut oder die Therapeutin fragen: „Sind Sie die Überzeugung oder sind Sie die Person, die die Überzeugung hat?“ oder „Was könnte es für Vorteile haben, wenn Sie üben, sich als losgelöst von diesem Gedanken zu erleben?“

DM-Techniken als Hausaufgabe

In der weiteren Umsetzung als Hausaufgabe soll der Patient oder die Patientin Auslöser für Sich-Sorgen, Grübeln und dysfunktionale Bewältigungsstrategien (z. B. Gedankenunterdrückung) erkennen, sodass er oder sie die DM-Techniken in den jeweiligen Auslösesituationen als alternative Strategie anwenden kann. Sollten Patienten damit Schwierigkeiten haben, können sie die Technik zunächst auf neutrale Gedanken anwenden. Zur Orientierung wird gesagt, dass während einer laufenden Behandlung DM bei 75 % der Auslöser eingesetzt werden sollte. DM sollte natürlich nicht als Bewältigungsstrategie zur Vermeidung negativer Gedanken fehlinterpretiert werden.

Terminologische Überlappungen des Begriffs Achtsamkeit

Auch wenn es terminologische Überlappungen des Begriffs „Achtsamkeit/Mindfulness“ mit anderen Behandlungsansätzen wie der Achtsamkeitsbasierten Kognitiven Therapie (MBCT; Segal, Williams & Teasdale, 2002) oder der Akzeptanz- und Commitment-Therapie (ACT; Hayes, Strosahl & Wilson, 1999) gibt, unterscheidet sich die losgelöste Achtsamkeit der metakognitiven Therapie in einigen wesentlichen Punkten konzeptueller und praktischer Art: DM beinhaltet beispielsweise keine Meditation, zielt nicht auf das Bewusstseins des Augenblicks ab und verwendet keine körperbezogenen Anker für Aufmerksamkeit. Eine Aufmerksamkeitslenkung weg von aversiven Erfahrung mit einer Fokussierung auf das Atmen, wie sie die MBCT vorsieht, würde sogar im Widerspruch zur metakognitiven Therapie stehen: Dysfunktionale metakognitive Annahmen zur Notwendigkeit, auf Gedanken und Gefühle reagieren zu müssen, könnten damit aufrechterhalten werden. Während allgemeine Achtsamkeitsübungen in der MBCT auch zur Vertiefung positiver und genussorientierter Erlebnisse genutzt werden können, wurden die DM-Techniken speziell entwickelt, um den dysfunktionalen repetitiven Verarbeitungsstil des CAS zu reduzieren.

4.1.4 Disputation metakognitiver Überzeugungen

Die Exploration und das Hinterfragen dysfunktionaler Überzeugungen sind klassische Techniken der kognitiven Verhaltenstherapie. Diese kognitiven Techniken werden auch in der metakognitiven Therapie eingesetzt und dienen hier zur Erfassung und zur Disputation von zugrunde liegenden *metakognitiven* Überzeugungen und zur Analyse kognitiver Verarbeitungs*prozesse*.

Auslösesituation und Verarbeitungsstrategien explorieren

Es werden zunächst Auslösesituationen exploriert, in denen der Patient oder die Patientin unangenehme Gefühlszustände (Angst, Traurigkeit) erlebte. Durch schrittweises Erfragen wird ein Bezug zu ungünstigen Verarbeitungsstrategien (Sich-Sorgen, Grübeln, Bedrohungsmonitoring) hergestellt. Im Folgenden ist dies am Beispiel des Grübelns verdeutlicht. Darauf aufbauend werden die dahinterstehenden positiven metakognitiven Überzeugungen (z.B. „Glauben Sie, dass Ihre Sorgen Ihnen dabei helfen, auf etwas vorbereitet zu sein?“) und negative metakognitive Annahmen (z.B. „Denken Sie, dass Sie Ihr Grübeln nicht unterbrechen oder kontrollieren können? Gibt es negative Folgen des Grübelns?“) im sokratischen Dialog erfasst (Wells, 2011).

Beispiel: Exploration von Grübeln

Th.:	Was war der Auslöser, als Sie sich das letzte Mal depressiv gefühlt haben?
Pat.:	Ein Freund hat mir für ein Treffen abgesagt.
Th.:	Welchen Gedanken hat das bei Ihnen ausgelöst?
Pat.:	Ich dachte, ich bin so alleine.
Th.:	Als Sie diesen Gedanken hatten, was haben Sie dann weiter damit gemacht?
Pat.:	Ich habe darüber nachgedacht, warum ich immer wieder in diese Situation komme und was an mir falsch sein könnte.
Th.:	Wie lange haben Sie darüber nachgedacht?
Pat.:	Einige Stunden, ich konnte mich auf nichts mehr konzentrieren.
Th.:	Welchen Einfluss hatte dies auf Ihre Gefühle?
Pat.:	Ich wurde sehr traurig und frustriert.
Th.:	Vielleicht liegt dies daran, wie Sie auf den Gedanken, dass Sie alleine sind, reagieren. Das Grübeln über die Gründe könnte nicht hilfreich sein.

Negative metakognitive Überzeugungen hinterfragen

Um negative metakognitiven Überzeugungen, z.B. zur Unkontrollierbarkeit oder Schädlichkeit von Sorgen zu verändern, werden diese mithilfe folgender Fragen diskutiert. Dies soll insbesondere auch der Vorbereitung von Verhaltensexperimenten (z.B. Aufschieben von Sich-Sorgen oder Grübeln, bewusstes Kontrollieren von Sich-Sorgen) dienen:

- Hätten Sie noch ein Problem, wenn Sie nicht länger denken würden, dass Sich-Sorgen unkontrollierbar und gefährlich ist?
- Wenn Sich-Sorgen/Grübeln komplett unkontrollierbar wäre, wie kann es sein, dass es zwischenzeitig aufhört?
- Wie genau kann Sich-Sorgen dazu führen, dass Sie verrückt werden?
- Was gibt es an Beweisen/Gegenbeweisen, dass Sie das Sich-Sorgen verrückt macht?

Positive metakognitive Überzeugungen hinterfragen

Positive metakognitive Überzeugungen werden unter anderem mit Analysen zu Vor- und Nachteilen von Sich-Sorgen und Grübeln bearbeitet und mit den folgenden Fragen verändert. Dabei sollen unterstützend Verhaltensexperimente (z. B. Experiment zur Modulation von Grübeln, Diskrepanz-Strategien) eingesetzt werden:

- Wenn Grübeln tatsächlich hilfreich ist, warum leiden Sie dann weiterhin an schlechter Stimmung?
- Vielleicht liegen Sie damit richtig, dass Grübeln/Sich-Sorgen sinnvoll ist – sollten Sie dann nicht noch mehr Zeit in das Grübeln investieren?
- Auf welchem Weg trägt das Grübeln/Sich-Sorgen dazu bei, dass Ihre Probleme gelöst werden?
- Was sind die Ziele, die Sie durch Grübeln/Sich-Sorgen erreichen wollen? Sind diese Vorgehensweisen hilfreich, um Ihre Ziele zu erreichen? Gibt es alternative Vorgehensweisen, die effektiver sind?

4.1.5 Verhaltensexperimente

Erhöhung metakognitiver Flexibilität

Auch in der metakognitiven Therapie sollen sich Patienten mit angstauslösenden Stimuli konfrontieren, allerdings unterscheiden sich metakognitive Expositionen in einigen wesentlichen Aspekten. Mithilfe von Verhaltensexperimenten sollen dysfunktionale metakognitive Überzeugungen ergänzend zur Disputation dieser Annahmen weiter modifiziert und die metakognitive Kontrolle und Flexibilität erhöht werden. Nachdem die zentralen dysfunktionalen Metakognitionen herausgearbeitet wurden (z. B. „Ich kann meine Sorgen nicht kontrollieren"), wird mit den darauf ausgerichteten Verhaltensexperimenten deren Gültigkeit getestet. Wichtig ist hierbei, dass nicht der Realitätsgehalt der Sorgen-, Grübel- oder Zwangsgedanken geprüft wird, sondern nur die Annahmen über ihre Nützlichkeit und ihre Auswirkungen. Dazu werden wie in einem wissenschaftlichen Experiment zunächst Hypothesen und Vorhersagen formuliert. Die zu prüfenden Annahmen beziehen sich darauf, (1) wie mächtig oder wie kontrollierbar gedankliche Phänomene sind

Überprüfung von Vorhersagen

und (2) wie nützlich und notwendig Rituale/Vermeidung sind. Wichtig ist, dass es sich um Vorhersagen handelt, die schnell und eindeutig zu überprüfen sind. Die Vorhersage, dass ein bestimmtes mentales Verhalten (z. B. schlecht über einen anderen zu denken), *irgendwann* zu negativen Auswirkungen für den anderen führt, ist im zeitlichen Rahmen einer Therapie nicht zu überprüfen. Die Vorhersage „Wenn ich daran denke, dass das Haus des Therapeuten nächste Woche abbrennen könnte, dann wird dies auch nächste Woche geschehen", ist dagegen überprüfbar. Anschließend wird ein mentales Experiment gestartet und das Ergebnis mit den Vorhersagen verglichen.

Adaptive *checking* bei Kontrollzwängen

Bei einem Patienten mit einer Zwangsstörung könnte beispielsweise die metakognitive Annahme „Der Gedanke, meinen Sohn umzubringen, wird mich dazu bringen, dies auch zu tun" mit einem Verhaltenstest geprüft werden, bei dem dieser den Gedanken beim Spielen mit dem Kind bewusst für ein paar Minuten herbeiführt, ohne Neutralisierungsverhalten einzusetzen. Bei der Behandlung von Kontrollzwängen kann eine besondere Variante von Verhaltenstest eingesetzt werden, das *adaptive checking*. Überprüft wird, ob Intrusionen der Art „Ich habe den Herd angelassen" oder „Ich habe die Tür nicht abgeschlossen", wirklich einen Hinweis darauf darstellen, dass ein Fehler unterlaufen ist. Dazu wird zunächst die metakognitive Annahme präzise formuliert (z. B. „Wenn ich denke, dass ich den Herd angelassen habe, dann habe ich ihn auch angelassen"). Der Patient wird aufgefordert, nachzuprüfen, ob diese Annahme zutrifft. Im Gegensatz zu einer klassischen Expositionsübung soll er also wirklich zurückgehen und nachschauen, ob seine Annahme zutrifft. Dazu kann er über einen verabredeten Zeitraum Strichlisten führen, inwieweit Intrusionen zu möglichen Fehlleistungen sich bei der Nachprüfung (adaptive checking) als zutreffend erweisen.

Aufschieben von Sich-Sorgen und Grübeln

Eine weitere besondere Form des Verhaltensexperimentes stellt das *Aufschieben von Ritualen* dar. Es kann eingesetzt werden, um die Hypothese zu überprüfen, dass mentale Prozesse (Grübeln, Sich-Sorgen) oder Verhaltensweisen sofort durchgeführt werden müssen, um befürchtete Konsequenzen zu verhindern oder einen ausgeglichenen Gefühlszustand zu erreichen. Wie in untenstehendem Beispiel beschrieben, werden Patienten dazu ermuntert, das Sich-Sorgen/Grübeln auf einen späteren Zeitpunkt zu verschieben. Dieser wird zeitlich genau festgelegt, sozusagen dafür reserviert. Zur Überbrückung des Zeitraumes bis dahin können erlernte Techniken der losgelösten Achtsamkeit (vgl. Kapitel 4.1.3) angewendet werden. Häufig machen Patienten dann die Erfahrung, dass das aufgeschobene Grübeln und Sorgen zum reservierten späteren Zeitpunkt gar nicht mehr notwendig erscheinen. Die Technik „Aufschieben von Sich-Sorgen" kann beispielsweise folgendermaßen eingeleitet werden:

Wir haben bereits herausgearbeitet, dass Ihr Gedanke, dass Sorgen unkontrollierbar sind, Ihre Ängste und Sorgen aufrechterhält. Bisherige Strategien, mit dem Sich-Sorgen umzugehen, scheinen nicht hilfreich zu sein. Ich möchte Ihnen nun einen alternativen Weg aufzeigen. Wenn Sie das nächste Mal das Aufkommen einer Sorge bei sich beobachten, sollten Sie sich Folgendes sagen: „Stopp, das ist nur ein Gedanke. Ich werde mich jetzt nicht weiter damit beschäftigen, den Gedanken so belassen und mich später darüber sorgen." Setzen Sie einen Zeitpunkt später am Tag fest, zu dem Sie sich 15 Minuten Sorgen machen dürfen. Wenn dieser Zeitpunkt gekommen ist, können Sie sich mit Ihren aufgeschobenen Sorgen beschäftigen. Sie müssen allerdings nicht davon Gebrauch machen, wenn Sie nicht wollen.

Bewusst eingesetztes Sich-Sorgen und Grübeln

In weiteren Verhaltensexperimenten werden Patienten (z. B. mit einer Generalisierten Angststörung) dazu aufgefordert, bewusst zu versuchen, die Kontrolle über das Sich-Sorgen zu verlieren, sodass sie den paradoxen Effekt erfahren können, dass der Verlust von Kontrolle über Sich-Sorgen nicht möglich ist. Andere negative Metakognitionen zur Gefahr von Sorgen (z. B. „Meine Sorgen könnten mich verrückt werden lassen.") werden mit Verhaltensexperimenten überprüft, bei denen die Patienten sich so viel wie möglich Sorgen machen und feststellen sollen, dass dies keine Gefahren (z. B. für ihre psychische Gesundheit) birgt. Zur Bearbeitung positiver Metakognitionen zur Nützlichkeit von Grübeln können Patienten im Modulationsexperiment dazu ermuntert werden, auf einen Tag des Grübelns einen Tag ohne Grübeln folgen zu lassen, um darüber festzustellen, ob mehr Probleme am Grübel-Tag gelöst werden oder nicht. Mit der „Diskrepanz-Strategie" können positive Metakognitionen zur Nützlichkeit von Sich-Sorgen hinterfragt werden, indem Patienten vor einem anstehenden Ereignis ihre Sorgen über mögliche negative Ausgänge schriftlich festhalten und diese anschließend mit den tatsächlich eingetretenen Geschehnissen vergleichen.

Kognitive Verarbeitung von Intrusionen beenden

Ähnlich würde eine Patientin mit einer Posttraumatischen Belastungsstörung bei der metakognitiven Exposition dazu aufgefordert, Intrusionen nur wahrzunehmen und von einer weiteren kognitiven Verarbeitung abzusehen, d. h. diese Gedanken nicht zu kontrollieren und nicht länger darüber nachzugrübeln. In-vivo-Expositionen werden in der MKT nur mit dem Ziel durchgeführt, dass Patienten zu ihren gewöhnlichen, vortraumatischen Verhaltensabläufen zurückkehren und maladaptive Strategien von Bedrohungsmonitoring unterbinden sollen.

Überprüfung der Ziel-Metakognition bei Verhaltensexperimenten

Allen Verhaltensexperimenten ist gemein, dass diese auf eine eindeutig zu überprüfende Ziel-Metakognition ausgerichtet sind, die es in der Vorbereitung herauszustellen gilt und auf deren Basis Vorhersagen abgeleitet werden. In der anschließenden Phase der Exposition setzt sich der Patient dem kritischen inneren Ereignis aus, das die metakognitive Überzeugung aktiviert.

Damit kann er diese dann in der Phase des Testens durch verändertes Verhalten überprüfen oder, alternativ bei fortgeschrittener Behandlung, alternative Verarbeitungspläne implementieren und deren Einsatz üben. Bei einer abschließenden Zusammenfassung wird Bezug zur ursprünglichen Vorhersage genommen, die getesteten Überzeugungen werden erneut eingeschätzt und eine Überarbeitung und Wiederholung weiterer durchzuführender Experimente besprochen (Wells, 2011). Die Experimente sollen also eine kognitive Neubewertung fördern und unterscheiden sich daher von langandauernden Expositionen mit dem Ziel einer (physiologischen) Habituation. Adrian Wells betont in seinen Schriften ausdrücklich die Unterschiede zwischen dem Einsatz von Verhaltensexperimenten in der MKT und den Expositionen in der KVT. Betrachtet man aber den derzeitigen Stand der fachlichen Diskussion zu den Prozessen, die während einer Expositionsübung ablaufen und den Erfolg der Technik bestimmen, dann wird deutlich, dass sich Verhaltensexperimente und Expositionsübungen möglicherweise in ihren Wirkmechanismen weniger voneinander unterscheiden als angenommen (vgl. Exkurs).

Exkurs: Welche Wirkmechanismen bestimmen den Erfolg von Verhaltensexperimenten und Expositionsübungen?

Die Konfrontationen mit Situationen, die negative Gefühlszustände auslösen, ohne dass dabei dysfunktionale Vermeidungs- und Neutralisierungsstrategien eingesetzt werden, gilt als erfolgreichste Behandlungsmethode der KVT bei Angststörungen, bei Zwangsstörungen, bei Posttraumatischen Belastungsstörungen und in Abwandlung auch bei Essstörungen und Suchterkrankungen. Welche Prozesse während dieser Expositionsübungen aber genau ablaufen und den unbestreitbaren und messbaren Erfolg der Methode ausmachen, ist noch immer Gegenstand der wissenschaftlichen Debatte. Großen Einfluss hatte längere Zeit das von Foa und Kozak (1986) vorgeschlagene komplexe Modell der zu ändernden Furchtstruktur (Emotional Processing Theory), aus dem sich auch sehr präzise Hypothesen und Vorschläge für eine optimale Durchführung der Expositionsübungen ableiteten. Demnach sollte der Erfolg einer Expositionsübung davon abhängen, dass sie ein möglichst hohes physiologisch-emotionales Erregungsniveau auslöst, man solange in der Situation verbleibt, bis ein deutlicher Abfall des Erregungsniveaus in der Expositionsübung eintritt (within-session-habituation) und durch mehrfache Wiederholung ein immer geringeres Erregungsniveau erreicht wird (between-session-habituation). Auf diesen Idealtypus von Expositionsübung bezieht sich Wells, wenn er behauptet, dass die in der metakognitiven Therapie genutzten Verhaltensexperimente sich gravierend von typischen Expositionen in der Verhaltenstherapie unterscheiden: In der MKT wird auf längerdauernde, systematische und wiederholte Expositionsübungen, die

Keine langandauernden Expositionen in MKT

einen Rückgang der physiologischen Anspannung (Habituation) anzielen, verzichtet.

Aber sind Foas Vorhersagen und Empfehlungen überhaupt zutreffend? Expositionsübungen bringen auch Erfolg, wenn sie wenig Angst/Erregung auslösen oder sich der Abfall innerhalb oder zwischen den Übungen diskontinuierlich verhält. Stärker als zunächst angenommen, scheinen kognitive Mechanismen der Neubewertung von Situationen und eigenen Bewältigungsmöglichkeiten zum Erfolg von Expositionsübungen beizutragen. Auch in expositionsbasierten Therapien ohne umfangreiche kognitive Arbeit verändern sich dysfunktionale Annahmen von Patienten über ihre Befürchtungen und die eigenen Reaktionen stark. Der Erfolg von Expositionsübungen wird den neueren Annahmen zufolge angetrieben durch die *Verletzung von Erwartungen*, z.B. Erwartungen über negative Reaktionen bei sich selbst und anderen beim Aufsuchen gefürchteter Reaktionen. Zum Beispiel kann ein Patient mit Sozialphobie die Erfahrung machen, dass selbst peinliches Verhalten nicht zu stark ablehnenden Reaktionen anderer führt. Eine Patientin mit Agoraphobie kann bei einer Exposition feststellen, dass sie die zunächst unangenehmen Gefühle, die bei der Fahrt in einem öffentlichen Verkehrsmittel eintreten, gut aushalten kann. Diese Erwartungsverletzung führt zur Hemmung (nicht Löschung) bestehender Reiz-Reaktionsverbindungen und zum Aufbau neuer, weniger angstbesetzter Assoziationen (Craske, Treanor, Conway, Zbozinek & Vervliet, 2014). Schaut man mit dieser Modellvorstellung, die den Erfolg von Expositionsübungen als *Inhibitionslernen infolge von Erwartungsverletzungen* ansieht, auf die Konfrontationsmethoden der klassischen Verhaltenstherapie und die Verhaltensexperimente der metakognitiven Therapie, dann schwinden die Unterschiede. In beiden Formen wird Patienten durch die Durchführung und Analyse der Übungen zu Erlebnissen verholfen, die ihren bisherigen Erfahrungen widersprechen und eine Hemmung früherer Bewertungs- und Verhaltensmuster bewirken. Durch die präzisen Vorhersagen und Hypothesen der Verhaltensexperimente in der MKT wird diese Erwartungsverletzung für Patienten vielleicht sogar noch expliziter und schneller erfahrbar gemacht als durch längere Konfrontationsübungen mit unsicherem Ausgang, wobei selbstverständlich auch bei anderen Konfrontationsübungen der erwartungsfokussierte Ansatz präzisiert werden kann.

Erwartungsverletzungen bei Überprüfung von Vorhersagen in MKT

4.1.6 Refokussierung der situativen Aufmerksamkeit

Maladaptive Aufmerksamkeitsstrategien umkehren

Die Refokussierung der Aufmerksamkeit (auch situational attentional refocusing, SAR) ist eine Behandlungsstrategie, um maladaptive Aufmerksamkeitsstrategien, die eine Person in belastenden Kontexten anwendet, umzukehren.

Typische dysfunktionale Aufmerksamkeitsstrategien beinhalten exzessive Selbstaufmerksamkeit, wie sie bei der Sozialen Phobie zu beobachten ist, und unangemessenes Bedrohungsmonitoring, das häufig die Posttraumatische Belastungsstörung oder die Zwangsstörung kennzeichnet. Änderungen der Aufmerksamkeitsstrategien sind damit Bestandteil entsprechender Behandlungen.

Bei einer Sozialen Phobie richten Betroffene entsprechend ihrer positiven metakognitiven Überzeugungen zur Nützlichkeit von Selbstaufmerksamkeit den Aufmerksamkeitsfokus auf die eigene Person, d.h. insbesondere auf Zeichen und Symptome der eigenen Ängstlichkeit, die von anderen bemerkt werden könnten. In dem selbst-konstruierten Bild der Patienten werden solche Symptome als übertrieben und auffällig angesehen und sie gehen davon aus, dass jeder den Blick auf sie richtet. Das hat zur Folge, dass Patienten keine Erfahrungen zur Korrektur ihrer Annahmen machen können, das Bewusstsein und die Ausprägung der Angst erhöht und Aktivitäten in sozialen Situationen verringert werden. Refokussierte situative Aufmerksamkeit soll es Patienten ermöglichen, neue Informationen in Verarbeitungsabläufe zu integrieren, indem sie lernen, die Aufmerksamkeit in Angst auslösenden Situationen nach außen zu richten. Durch die Aufmerksamkeitslenkung auf andere Personen kann ein Patient mit Sozialer Phobie zum Beispiel herausfinden, wie viele Personen tatsächlich den Blick auf ihn richten. Zusätzlich kann vereinbart werden, dass i.S. eines Verhaltensexperiments absichtlich Fehler begangen werden oder bewusst Angstsymptome gezeigt werden. So können Vorhersagen und Überzeugungen zu vermeintlich katastrophalen Folgen kritisch überprüft werden.

Neue Informationen in Verarbeitungsabläufe integrieren

Bei der Posttraumatischen Belastungsstörung führen positive metakognitive Annahmen zur Nützlichkeit einer Fokussierung auf gefährliche Aspekte der Umgebung (z.B. „Das Kontrollieren von Gefahren lässt mich sicher sein.“) dazu, dass Patienten häufig übermäßig wachsam für Bedrohungsanzeichen sind. Die Therapeutin oder der Therapeut können nun ihre Patienten darin unterstützen, das Bedrohungsmonitoring in Situationen, die an das Trauma erinnern, wahrzunehmen und zu unterbinden. Die Patientin oder der Patient soll im Weiteren die Aufmerksamkeit auf neutrale Stimuli und Sicherheitssignale in der Umgebung lenken. Damit wird es auch möglich, dass kognitive Verzerrungen korrigiert werden.

Aufmerksamkeit auf neutrale Stimuli lenken

4.2 Störungstypische Besonderheiten

Neben den bisher geschilderten zentralen Therapieelementen kommen auch störungstypische Behandlungstechniken, die auf den störungsspezifischen, metakognitiven Modellen (vgl. Kapitel 2.4) aufbauen, in der metakognitiven Therapie zum Einsatz.

4.2.1 Depression

CAS bei Depression: Grübeln

Bei der Erkrankung der Depression ist das zentrale Element des CAS das Grübeln. Dieser Denkstil wird im weiteren Sinne als repetitives Nachdenken aufgefasst und umfasst Gedankenketten, bei denen Antworten auf Fragen wie beispielsweise „Warum bin ich depressiv? Was hat das zu bedeuten? Warum ich? Wird es jemals aufhören?" gesucht werden. Dementsprechend setzt die metakognitive Therapie in der Behandlung der Depression an einem Abbau von übermäßigem Grübeln an.

An depressiver Phase ansetzen

Basierend auf dem metakognitiven Modell der Depression (vgl. Kapitel 2.4.2 und Kapitel 2.6.2) wird zunächst ein individuelles Fallkonzept mit dem Patienten oder der Patientin erstellt (vgl. auch „Fallkonzept - Depression" im Anhang auf S. 90). Es dient dazu, die einzelnen Komponenten wie dysfunktionale metakognitive Annahmen individuell auszuarbeiten und bildet die Grundlage für nachfolgende Therapieelemente. Das Vorgehen in der Erstellung des Fallkonzepts bei Depression ist im Kapitel zur Diagnostik dysfunktionaler Bewertungsstrategien ausführlich beschrieben (vgl. Kapitel 3.1.1).

Nach der Erstellung des Fallkonzepts wird der Patient oder die Patientin mit dem Störungsmodell vertraut gemacht (vgl. Abbildung 8). Veranschaulicht an dem individuellen Fallkonzept werden die aufrechterhaltenden Faktoren erklärt, wie es in folgendem Abschnitt einer Anleitung dargelegt ist:

Aufrechterhaltende Wirkung von Grübeln herausstellen

> Wie wir in unserem Modell sehen, fängt alles mit dem Gedanken an, ein Versager zu sein. Solche negativen Gedanken gehen vielen Menschen mal durch den Kopf. Manche Menschen können das schnell beiseitelegen. Ihnen fällt das schwer. Dabei trägt das Grübeln über den negativen Gedanken, also die ständige Beschäftigung damit, wieso das so ist und was das für Folgen haben könnte, deutlich zur Aufrechterhaltung Ihrer negativen Stimmung bei. Sie scheinen im Grübeln bestimmte Vorteile zu sehen, beispielsweise hoffen Sie, so einen Weg zu finden, der aus den Beschwerden herausführt. Nach all dem Grübeln stellt sich aber dann die Befürchtung ein, Sie könnten die Kontrolle über Ihr Denken verlieren und damit noch mehr falsch machen. Dies führt zu Selbstaufgabe und Rückzug sowie zu belastenden Gedanken und Gefühlen, die zu Folge haben, dass sie noch mehr Gelegenheit zum Grübeln haben.

Die Einführung wird um Fragen ergänzt (z. B. „Was passiert mit Ihrer Niedergeschlagenheit, wenn Sie mal vom Grübeln abgelenkt werden und was sagt dies über die Auswirkungen des Grübelns aus?") (vgl. auch Kapitel 4.1) und veranschaulicht (z. B. „Grübeln ist ähnlich wie ein Herausgraben aus einem tiefen Loch, in dem man sitzt: Es lässt einen nur tiefer versinken").

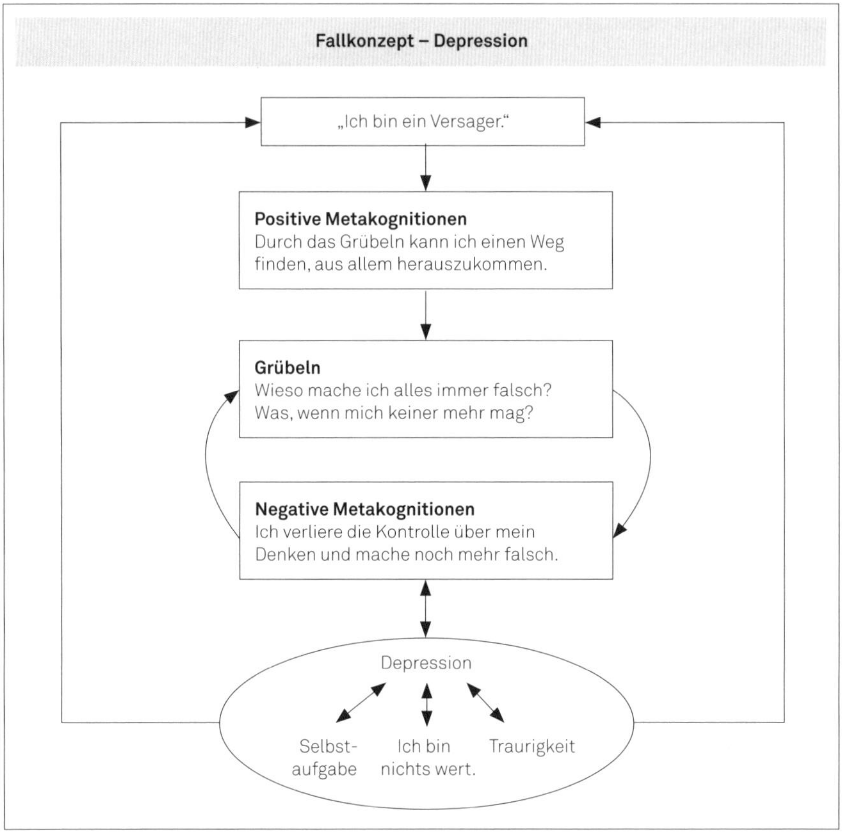

Abbildung 8: Beispiel für ein Fallkonzept – Depression

Techniken ATT und DM einführen

Aufbauend auf der Einführung wird die Notwendigkeit abgeleitet, das Aufmerksamkeitstraining (ATT, vgl. Kapitel 4.1) und die Übungen zur losgelösten Achtsamkeit (Detached Mindfulness, DM; vgl. Kapitel 4.1) anzuwenden. Ziel des ATT ist dabei, ein besseres Bewusstsein für das Grübeln zu erlangen und im Denken eine höhere Flexibilität und Steuerbarkeit zu erreichen, was dem Patienten oder der Patientin auch in dieser Weise vermittelt wird. Sollten bei der Durchführung der Aufgaben des ATT Auslöser für das Grübeln auftreten, sollte der Patient erlernte Techniken der losgelösten Achtsamkeit anwenden. Damit soll er oder sie sich der Gegenwart von auslösenden Gedanken bewusst werden, ohne sich mit ihnen weiter auseinanderzusetzen. Beide Techniken werden zunächst während der Therapiesitzungen geübt und nach einer Steigerung der Schwierigkeit in Form von Hausaufgaben fortgeführt.

Metakognitive Überzeugungen hinterfragen

Positive und negative metakognitive Überzeugungen werden durch folgende Techniken hinterfragt:

- Verbale Methoden (vgl. Kapitel 4.1.4, z. B. Pro-Contra-Listen zur Nützlichkeit von Grübeln).
- Verhaltensexperimente (vgl. Kapitel 4.1.5, z. B. Aufschieben von Grübeln, bewusstes Grübeln mit Beobachtung der Folgen für die Stimmung).

Ergänzend sollen funktionalere Bewältigungsstrategien zum Umgang mit Stimmungsschwankungen eingeführt werden.

Neue Pläne aufstellen

Abschließend werden in der Behandlung neue Pläne zur kognitiven Verarbeitung eingeführt. In Form einer Gegenüberstellung werden individuelle Auslöser gesammelt und die bisher üblichen und die neu gelernten Denkmuster und Verhaltensweisen darauf sowie der Aufmerksamkeitsfokus aufgelistet. Patienten sollen bei Wahrnehmung von Auslösern oder alten Verhaltensweisen zu den neuen wechseln und diese nutzen. In der weiteren Rückfallprophylaxe werden Residualsymptome besprochen und Therapieergebnisse zusammengefasst.

4.2.2 Generalisierte Angststörung

CAS bei generalisierter Angststörung: Sich-Sorgen

Bei der Generalisierten Angststörung stellt das Sich-Sorgen die zentrale Komponeten des CAS das. Dementsprechend ist die Behandlung von als unkontrollierbar wahrgenommenen Sorgenprozessen hauptsächlicher Ansatzpunkt der metakognitiven Therapie dieser Störung.

Fallkonzepterstellung

Basierend auf dem metakognitiven Modell der Generalisierten Angststörung (vgl. Kapitel 2.6.1) wird zu Beginn der Therapie ein individuelles Fallkonzept mit dem Patienten oder der Patientin erstellt (vgl. auch „Fallkonzept – Generalisierte Angststörung“ im Anhang auf S. 91). Das Vorgehen ist im Abschnitt zur Diagnostik dysfunktionaler Bewertungsstrategien ausführlich beschrieben (vgl. Kapitel 3.1.2).

Im Weiteren wird dem Patienten oder der Patientin das Störungsmodell auf Basis des individuellen Fallkonzepts nähergebracht (vgl. Abbildung 9), wie es in der folgenden Anleitung beispielhaft dargestellt ist:

Zusammenhänge zu Sich-Sorgen herausstellen

> Im Modell, das wir eben zusammen erstellt haben, haben wir festgestellt, dass Ihre Sorgen einsetzten, nachdem Ihnen der Gedanke gekommen war, was wohl passieren würde, wenn Sie die neue Aufgabe im Job wirklich nicht schaffen sollten (wir nennen das Typ-1-Sorgen). Sie haben eine große Anspannung und Unruhe verspürt. Im Weiteren haben Sie sich darüber Sorgen gemacht, dass sich die Sorgen schlecht auf Sie auswirken könnten (wir nennen das Typ-2-Sorgen) und Ihnen die geistigen Kräfte für Ihre neue Aufgabe rauben könnten. Dann haben Sie sich erst recht angespannt und ängstlich gefühlt. Sie wollten dann am liebsten gar nicht mehr an die be-

vorstehende Aufgabe denken und Ihren Gedanken verbieten, in diese Richtung zu wandern. Die tun das aber immer wieder. Wir haben festgestellt, dass Sie über Ihre Sorgen verschiedene Annahmen haben, die sich widersprechen. Einerseits denken Sie manchmal, dass das Sich-Sorgen Vorteile mit sich bringen könnte (z. B. um alles im Blick zu behalten) und das führt überhaupt erst dazu, dass Sie sich Sorgen machen. Andererseits macht es Ihnen Angst, wenn die Sorgen überhaupt nicht mehr aufhören wollen und sich scheinbar verselbstständigen.

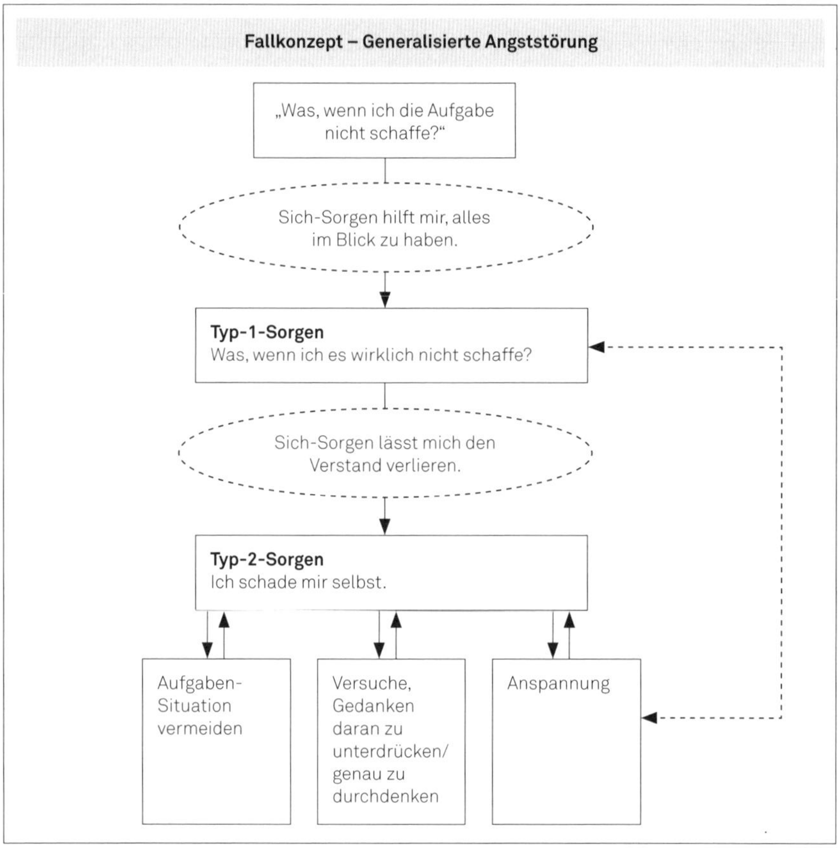

Abbildung 9: Beispiel für ein Fallkonzept – Generalisierte Angststörung

Ergänzend werden zur Verdeutlichung einzelner Zusammenhänge hypothetische Fragen gestellt, z. B.: „Wenn Sie denken würden, Sich-Sorgen-Machen wäre ausschließlich gut, hätten Sie dann noch ein Problem mit Ihren Sorgen?“ (vgl. auch Kapitel 4.1.4). Über Dissonanzstrategien wird der Widerspruch zwischen den Annahmen, dass Sorgen sowohl hilfreich als auch schädlich sind, im Gespräch verdeutlicht. Dysfunktionale Bewältigungsstrategien werden durch das Hinterfragen ihrer Effektivität in der Verringerung der Sorgen infrage gestellt, die Folgen von Gedankenkontrollstrategien durch Experimente zur Gedankenunterdrückung (z. B. „Nicht an einen rosa Elefanten denken") erarbeitet.

Negative metakognitive Annahmen zu Sich-Sorgen behandeln

Negative metakognitive Annahmen zur Unkontrollierbarkeit von Sich-Sorgen werden durch verbale Methoden und Verhaltensexperimente (z. B. durch Einführen sorgenfreier Zeiten, vgl. auch Kapitel 4.1.4 und Kapitel 4.1.5) und durch die Anwendung von Übungen zur losgelösten Achtsamkeit (DM, vgl. Kapitel 4.1.3) behandelt. Dabei wird diese Technik zunächst an einem neutralen Gedanken geübt, bevor sie bei typischen auslösenden Gedanken angewendet wird. Nach einer Einführung in der Therapiestunde sollen Patienten die Technik selbstständig als Hausaufgaben fortführen. Dabei wird die Anwendung mit dem Aufschieben von Sich-Sorgen auf einen späteren Zeitpunkt kombiniert mit weiteren Verhaltensexperimenten (vgl. Kapitel 4.1.5) eingesetzt. Negative metakognitive Überzeugungen zur Gefährlichkeit von Sich-Sorgen können durch Verhaltensexperimente überprüft werden, bei denen sich Patienten bewusst und willentlich intensiv sorgen sollen. So werden Belege für diese Annahmen und der Mechanismen (z. B. „Wie genau verursacht Sich-Sorgen Schäden?") hinterfragt. Zusätzlich können Umfragen bei anderen (gesunden) Personen zu Sorgen sowie Vergleiche mit körperlichen Betätigungen hinsichtlich ihrer Auswirkungen auf körperliche Parameter (z. B. die Herzrate) durchgeführt werden, um Annahmen der negativen Folgen von Sich-Sorgen auf die Gesundheit zu hinterfragen.

Positive metakognitive Annahmen hinterfragen

Positive metakognitive Überzeugungen werden im weiteren Verlauf der metakognitiven Therapie unter anderem mit verbalen Techniken infrage gestellt, z. B.: „Müssten entsprechend Ihrer Annahmen nicht Menschen, die sich oft Sorgen machen, weniger Probleme haben?" (vgl. auch Kapitel 4.1.4). Mithilfe der Diskrepanz-Strategie (vgl. Kapitel 4.1.5) können Sorgen- und Realitätsskripte verglichen werden. Eine Beobachtungsaufgabe kann es weiterhin sein, die Effekte von verstärktem oder reduziertem Sich-Sorgen gegenüberzustellen, um dysfunktionale Annahmen zur Nützlichkeit von Sich-Sorgen zu hinterfragen.

Rückfallprophylaxe mit neuen Plänen

Abschließend werden in der Rückfallprophylaxe Therapieergebnisse zusammengefasst und neue Pläne für die kognitive Verarbeitung thematisiert. Dabei werden alte Pläne (z. B. „Bei einem negativen Gedanken mache dir möglichst viele Sorgen, was alles eintreten könnte.") und neue Pläne (z. B. „Wenn ein negativer Gedanke aufkommt, dann lasse den negativen Gedanken kommen und gehen und setze dich nicht weiter damit auseinander. Wende die Technik der losgelösten Aufmerksamkeit an") gegenüber gestellt, um dem Patienten oder der Patientin in kritischen Situationen einen Wechsel zu günstigeren Bewältigungsstrategien zu erleichtern (Wells, 2011).

4.2.3 Zwangsstörung

CAS bei der Zwangsstörung: Überzeugungen zur Bedeutung von Gedanken sowie zu Ritualen

Bei der Zwangsstörung bestehen ungünstige metakognitiven Überzeugungen vor allem in der „Verschmelzung" (Fusion) von Gedanken und realen Ereignissen/Handlungen. Dysfunktionale Bewältigungsstrategien treten in Form von Vermeidung von zwangsauslösenden äußeren und inneren Vorgängen (z. B. Gedankenunterdrückung) sowie Ritualen auf (vgl. Kapitel 2.6.3).

Fallkonzepterstellung

Basierend auf dem metakognitiven Modell der Zwangsstörung (vgl. Kapitel 2.6.3) wird zu Beginn der Therapie ein individuelles Fallkonzept mit dem Patienten oder der Patientin erstellt (Wells, 2011) (vgl. auch „Fallkonzept – Zwangsstörung" im Anhang auf S. 92). Das Vorgehen in der Erstellung des Fallkonzepts bei der Zwangsstörung ist im Abschnitt zur Diagnostik dysfunktionaler Bewertungsstrategien ausführlich beschrieben (vgl. Kapitel 3.1.3).

Um Patienten mit dem Störungsmodell vertraut zu machen, werden zunächst normalisierende Informationen zu Zwangsgedanken vermittelt, z. B. dass ungewollte, intrusive Gedanken bei ungefähr 80 % aller Menschen auftreten und somit ein häufig auftretendes Phänomen sind. Erst ein bestimmter Umgang mit diesen Gedanken lässt sie gehäuft auftreten und führt zu zeitraubenden Zwangshandlungen, sodass man dann von einer Zwangsstörung spricht. Eine Einführung in das Modell kann folgendermaßen erfolgen (vgl. auch Abbildung 10).

Aufrechterhaltende Wirkung des Umgangs mit Gedanken herausstellen

> Bei Betrachtung unseres Modells zeigt sich, dass Ihre zeitraubende Beschäftigung mit Ansteckungsgefahren häufig mit dem aufdringlichen Gedanken losgeht, sich an einer bestimmten Stelle oder bei einer Berührung infiziert zu haben. Sie gehen in einer besonderen Art und Weise mit diesem Gedanken um: Sie behandeln ihn so, als ob er wahr wäre. Was wäre, wenn Sie das nicht machen würden, würden Sie sich dann all die sorgenvollen Gedanken machen, z. B. über die Gefahr, andere anzustecken? Und wären Sie dann angespannt? So aber entsteht ein Teufelskreis: Durch Ihren Umgang mit den Gedanken erleben Sie Anspannung; die Anspannung wiederum gibt Ihnen das Gefühl, wirklich in Gefahr zu sein *(rechte Rückkopplungsschleife)*. Sie führen verschiedene „Gegen"-Reaktionen aus (z. B. Desinfizieren oder Putzen), da Sie denken, dass diese Ihnen helfen, der Gefahr zu entgehen und die Anspannung zu reduzieren. Aber was passiert, wenn Sie dies tun? Der Gedanke gewinnt erst recht an Bedeutung *(linke Rückkopplungsschleife)*. Die neutralisierenden Handlungen verhindern, dass Sie die Erfahrung machen können, dass auch ohne „Gegen"-Reaktionen die Anspannung abnimmt und Ihnen keine Gefahr droht.

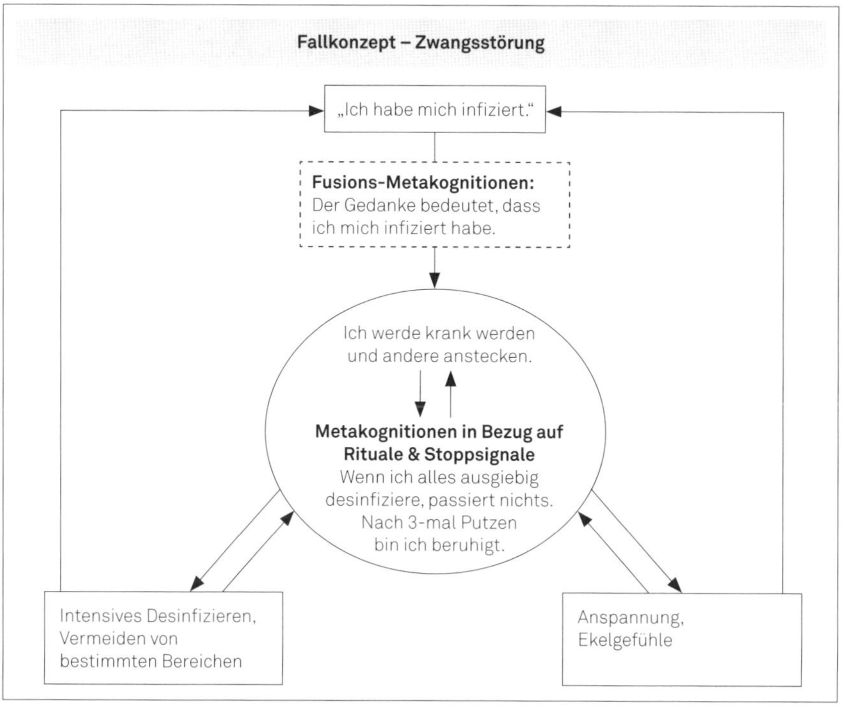

Abbildung 10: Beispiel für ein Fallkonzept – Zwangsstörung

Ergänzend wird die Vorstellung des Modells durch gezielte Fragen, z. B.: „Wenn Ihre Rituale Ihnen tatsächlich helfen, warum haben Sie dann ein Problem mit der Zwangsstörung?" und Verhaltensexperimente (z. B. zur Gedankenunterdrückung, siehe oben) unterstützt.

Losgelöste Achtsamkeit auf auslösende Gedanken anwenden

Nach einer Förderung der bewussten Wahrnehmung von Zwangsgedanken soll der Patient oder die Patientin erlernen, auf auslösende Gedanken die Technik der losgelösten Achtsamkeit anzuwenden (vgl. Kapitel 4.1). Dabei wird diese zunächst an einem neutralen Gedanken geübt und später auf Zwangsgedanken angewendet. Bei Zwangsstörungen nimmt die Übung dieser Technik einen größeren Raum als bei anderen Störungen ein.

Expositionen und Verhaltensexperimente

Damit Patienten ihre dysfunktionalen metakognitiven Annahmen durch praktische Erfahrungen ändern können, wird unter anderem die Technik des „Exposure and Response Commission" angewendet. Der Grundgedanke ist dabei, eine Exposition gegenüber Zwangsgedanken (exposure) und die Ausführung (commission) von Zwangshandlungen (response) miteinander zu verbinden, d. h. beispielsweise bei Waschzwängen während des Händewaschens den Gedanken „Ich bin mit Viren infiziert" gedanklich immer wieder zu wiederholen. Das soll eine Distanzierung von Gedanken fördern und die Trennung von Gedanken und Handlungen/Ereignissen veranschaulichen. In ähnlicher

Weise sollen auch Verhaltensexperimente in der metakognitiven Therapie (vgl. auch Kapitel 4.1.5) eine Loslösung von Gedanken fördern. Patienten werden darin angeleitet, beim Auftreten auslösender Gedanken oder Ereignisse die Rituale auf einen späteren Zeitpunkt zu verschieben und stattdessen Techniken der losgelösten Achtsamkeit anzuwenden, damit sie metakognitive Überzeugungen überprüfen können. Ähnlich werden die Fusionsgedanken mittels spezifischer darauf ausgerichteter Verhaltensexperimente hinterfragt. Beispielsweise soll der Patient beim *adaptive checking* seines Kontrollverhaltens Daten zur Richtigkeit seiner Annahmen sammeln (z. B. zur Häufigkeit, wie oft die Tür tatsächlich nicht abgeschlossen war, vgl. Kapitel 4.1.5).

Fusionsannahmen durch verbale Methoden hinterfragen

Mittels verbaler Methoden werden zunächst die spezifischen metakognitiven Überzeugungen herausgestellt, um diese dann anschließend zu hinterfragen. Metakognitive Messinstrumente (vgl. auch Kapitel 3) können dabei Aufschluss über wichtige metakognitive Überzeugungen liefern. Diese werden durch kognitive Standardtechniken wie dem Ergründen der Mechanismen (z. B. „Wie können bestimmte Gedanken eine besondere Macht haben?“) und Gegenbeweise (z. B. „Was war die Folge, als Sie mal einen Gedanken nicht neutralisieren konnten?“) für das Vorliegen von Fusionsannahmen hinterfragt.

Pro-Contra-Listen und neue Pläne

Dysfunktionale Annahmen zur Nützlichkeit von Ritualen werden in einem sokratischen Dialog, dem Aufstellen von Pro-Contra-Listen mit einer neuen Einordnung der Vorteile (z. B. „Ist dieser Vorteil eine kurz- oder langfristige Lösung?“) und darauf ausgerichteten Verhaltensexperimenten verändert. Abschließend werden neue Pläne zur kognitiven Verarbeitung (z. B. „Ich führe mir vor Augen, dass es keine Fakten, sondern Gedanken sind“) eingeführt, die die alten Pläne (z. B. „Ich muss das Bild, die Tür abgeschlossen zu haben, lebhaft erinnern“) ersetzen sollen (Wells, 2011).

Exkurs: Abgrenzung zwischen metakognitivem Training und metakognitiver Therapie

Metakognitives Training für Schizophrenie

In Deutschland steht die Abkürzung MKT nicht nur für metakognitive Therapie sensu Wells, sondern auch für das metakognitive Training, das von Moritz und Mitarbeitern entwickelt wurde. Dies erzeugt immer wieder Verwirrung, weshalb hier eine kurze Erklärung und Abgrenzung unternommen werden soll. Das metakognitive Training wurde zunächst für Patienten mit Schizophrenie entwickelt und setzt an typischen Denkfehlern der Schizophrenie an, z. B. an der Tendenz zu voreiligem Schlussfolgern oder mangelnder Korrigierbarkeit. Mithilfe unterschiedlicher Übungen, die vorzugsweise im Gruppensetting durchgeführt werden, sollen Patienten und Patientinnen lernen, ihre erste Interpretation von Ereignissen zu hinterfragen. Psychoedukative Elemente und Übungen thematisieren die Fehlbarkeit menschlicher Urteile und Schlussfolgerungen, normalisieren einerseits die Alltäglichkeit solcher Denkfehler, zeigen aber auch auf, wie es durch Zuspitzung normaler Urteilsfehler zu Problemen in der Alltagsbewältigung und in zwischenmenschlichen Beziehungen bis hin zum Wahn kommen kann (Manual erhältlich unter: http://www.uke.de/mct). Metakognitive Überzeugungen im engeren Sinne (also Überzeugungen über die Wichtigkeit und Kontrollierbarkeit von Gedanken) werden nur am Rande behandelt. Es geht eher darum, Betroffenen einen metakognitiven *Modus* zu ermöglichen, in dem sie innerlich ein Stück zurücktreten und die erste Interpretation einer Situation oder einer Interaktion nicht mit der Realität gleichsetzen. Inzwischen liegen auch Materialien für die Einzeltherapie vor, die mit weiteren kognitiven Therapieelementen zur Behandlung von Psychosen angereichert wurden (Moritz, Veckenstedt, Randjbar & Vitzthum, 2011).

Eine Metaanalyse über verschiedene randomisierte kontrollierte Studien, die von verschiedenen Arbeitsgruppen weltweit durchgeführt wurden, bestätigte kleine bis mittlere Effekte des MKT für Psychosen im Gruppen- und Einzelformat in der Reduktion positiver Symptome (Eichner & Berna, 2016). Von Steffen Moritz' Arbeitsgruppe wurde auch ein metakognitives Training für die Zwangserkrankung sowie für depressive Patienten entwickelt. Hier gibt es teilweise Überschneidungen mit der metakognitiven Therapie, z. B. die Bearbeitung von Fusionsgedanken und ungünstigen Regulationsstrategien, wie Gedankenkontrolle oder Rumination. Allerdings werden im metakognitiven Training im Gegensatz zur metakognitiven Therapie auch dysfunktionale inhaltliche Überzeugungen besprochen. Zusammenfassend teilen metakognitive Therapie sensu Wells und metakognitives Training sensu Moritz einige Elemente, wobei sich die metakognitive Therapie ganz auf metakognitive Überzeugungen und Prozesse beschränkt, während das metakognitive Training auch inhaltliche dysfunktionale Überzeugungen bearbeitet und daher mehr Ähnlichkeiten mit den kognitiven Methoden der KVT aufweist.

Teilweise Überschneidungen mit metakognitiver Therapie

4.2.4 Alterstypische Besonderheiten

MKT für Kinder und Jugendliche mit Zwangsstörung

Eine altersspezifische Adaptation der metakognitiven Therapie erfolgte für Kinder und Jgendliche. Simons (2012) entwickelte für Kinder und Jugendliche mit Zwangsstörungen einen Behandlungsplan, der auf dem für Erwachsene konzipierte Vorgehen nach Wells (vgl. Kapitel 4.2.3) basiert. Das allgemeine Vorgehen entspricht dabei dem ursprünglichen Vorgehen und beinhaltet eine Fallkonzepterstellung, die Veränderung metakognitiver Überzeugungen bezüglich Fusionsannahmen sowie bezüglich der Nützlichkeit von Ritualen und Stoppsignalen und Techniken zur Rückfallprophylaxe. Allerdings kommen vermehrt handlungs- und erlebnisorientierte Interventionen zum Einsatz. Beispielsweise kann der Umgang mit Gedanken und losgelöste Achtsamkeit mithilfe von Metaphern verdeutlicht werden (z. B. „Du entscheidest, ob du bei einem klingelnden Telefon den Hörer abnimmst oder nicht.“; „Was passiert mit dem Tennisspiel, wenn einer vom Platz geht?“). Als Hausaufgabe können auch kleinere Verhaltensexperimente (z. B. Zwangsgedanken auf Fensterscheibe schreiben und durch die Scheibe sehen) mitgegeben werden. Der Autor entwickelte zudem eine dreiteilige Rollenspieltechnik zur Verdeutlichung des Umgangs mit Gedanken. Bei dieser wird in einem ersten Teil das Symptom vom Therapeuten oder der Therapeutin verkörpert, bei dem er oder sie zu bestimmten störungsimmanenten Verhaltensweisen auffordert (z. B. „Wasch dir die Hände!“) und das Kind darauf in der Regel komplementär reagiert (z. B. „Jetzt würde ich mir gerne die Hände waschen“). Bei einem Rollenwechsel im zweiten Abschnitt spielt der Therapeut oder die Therapeutin dem Kind einen metakognitiven Umgang mit Symptomen vor, indem die von dem Kind geäußerten Aufforderungen ignoriert werden (z. B. „Netter Versuch“). Nach einem erneuten Rollenwechsel kann das Kind im dritten Abschnitt diese Strategie selber ausprobieren. Bei älteren Kindern können auch zunehmend verbale Methoden zum Einsatz kommen, dabei scheint allerdings ein Bezug zum alltäglichen Erleben günstig (z. B. „Was muss ich tun, um auch einen Zwang zu bekommen?“).

MKT für Kinder und Jugendliche mit generalisierter Angststörung

Esbjorn und Kollegen (2015) liefern Vorschläge für eine auf Kinder mit GAS zugeschnittene Anwendung der metakognitiven Therapie. Dabei wird das ursprüngliche Vorgehen (vgl. Kapitel 4.2.2) übernommen, ergänzend wird die Behandlung mit dem Einsatz von Arbeitsblättern, praktischen Übungen und Gruppentherapie unterstützt. Abweichend vom ursprünglichen Vorgehen kommt auch das ATT zum Einsatz, um das Bewusstsein von Gedanken als Geräuschen, auf die man nicht reagieren muss, und die Kontrolle über die Aufmerksamkeit zu erhöhen. Mentale Bilder dienen der Veranschaulichung, z. B. das Bild einer Glasblase, die das Kind einschließt: Die Aufmerksamkeit wird übermäßig auf eigene Gedanken und Körpergefühle gerichtet, während Aspekte außerhalb der Blase nicht bemerkt werden. Eltern werden in psychoedukativen Therapieeinheiten mit einbezogen, um beispielsweise die Konsequenzen von störungsaufrechterhaltenden (z. B. Bestätigung des Rückversicherungsverhalten) und alternativen (z. B. Ermunterung, dem Auslöser keine Aufmerksamkeit zu schenken) Verhaltensweisen zu vermitteln.

5 Effektivität und Prognose

5.1 Wirksamkeit der Aufmerksamkeitstrainingstechnik (ATT)

Obwohl die ATT ursprünglich als integraler Bestandteil der metakognitiven Therapie entwickelt wurde, gab und gibt es verschiedene Versuche, sie auch als selbstständiges Therapieelement bei verschiedenen psychischen Beeinträchtigungen einzusetzen bzw. mit Therapietechniken anderen Ausrichtungen zu kombinieren.

5.1.1 Aufmerksamkeitstraining als alleiniger Therapieansatz

In einer Reihe von Untersuchungen wurde der Versuch unternommen, Belastungen und Symptome durch den *alleinigen* oder *zusätzlichen* Einsatz der Aufmerksamkeitstrainingstechnik (ATT, vgl. Kapitel 4.1.2) zu reduzieren. Ziel war es jeweils, die Aufmerksamkeitskontrolle zu erhöhen und damit die Aufmerksamkeit von belastenden Gedanken und Empfindungen weglenken zu können. Damit soll eine Unterbrechung der dysfunktionalen Prozesse, wie sie im kognitiven Aufmerksamkeitssyndrom (CAS) beschrieben werden, erreicht werden.

ATT verbessert Aufmerksamkeitskontrolle bei Gesunden

In kontrollierten Gruppenstudien mit psychisch gesunden Studierenden, die subklinisch erhöhte Angstsymptome oder posttraumatische Symptome (nach stressigen Life-Events) bzw. experimentell erzeugte Schmerzen (nach Kältereiz) aufwiesen, konnte im Vergleich mit aktiven Vergleichsbedingungen eine größere Reduktion von intrusiven Gedanken, selbstbezogener Aufmerksamkeit und negativen Affekten sowie eine Erhöhung der Aufmerksamkeitsflexibilität erzielt werden. Hier zeigten sich bei gesunden Personen mittlere bis große Effekte (für einen Überblick siehe Knowles, Foden, El-Deredy & Wells, 2016).

ATT nur vereinzelt in kontrollierten klinischen Studien untersucht

Kontrollierte klinische Studien sind bisher nur vereinzelt vorhanden: In einer internetbasierten randomisierten Studie verglichen Moritz und Kollegen (2011) die Effektivität der ATT bei Zwangsstörung mit einer Wartebedingung. Nach dem Behandlungszeitraum ergaben sich weder in der Warte- noch in der ATT-Bedingung bedeutsame Verbesserungen der Zwangssymptomatik, auch wenn nur jene Patienten betrachtet wurden, die an mindestens zehn Tagen geübt hatten. Die Autoren schlossen, dass sich die ATT nicht als alleiniger Therapieansatz für die Zwangsstörung eignet, zumindest nicht als internetbasiert vermittelte Bibliotherapie.

Donald und Mitarbeiter (2014) verglichen eine Behandlung mit einer angereicherten Form des ATT mit kognitiver Therapie (KT) bei Patienten mit Sozialer Phobie. In der ATT-Gruppe wurden Strategien zur Fokussierung, Teilung und zum Wechsel der Aufmerksamkeit einerseits durch eine auditiv präsentierte standardisierte Form des ATT, andererseits auch noch durch zusätzliche Materialien und Übungen (z.B. weitere Aufmerksamkeitsaufgaben und Body Scan-Übungen) angeleitet. Am Therapieende konnte die sozialphobische Symptomatik in beiden Bedingungen signifikant und im vergleichbaren Ausmaß reduziert werden. Etwa die Hälfte der Teilnehmer erlebte eine klinisch relevante Verbesserung. In der ATT-Bedingung konnte zusätzlich die selbstbezogene Aufmerksamkeit signifikant deutlicher reduziert werden. Allerdings muss angemerkt werden, dass die Teststärke dieser Studie aufgrund der relativ geringen Versuchspersonenzahl von Anfang an nicht ausreichend war, Unterschiede zwischen aktiven Behandlungsbedingungen aufzuzeigen.

Erforderliche „Dosis" von ATT unklar

Insgesamt ist es also für klinisch ausgeprägte Problemlagen bisher nicht gezeigt, dass ATT als *alleinige* Intervention bei emotionalen Problemen ausreichend gut hilft. Insbesondere ist die erforderliche „Dosis", d.h. Häufigkeit und Dauer der ATT-Übungen, unklar. Eine persönliche Anleitung und Motivierung für die Übungen im Rahmen persönlicher Therapiekontakte scheinen essenziell zu sein.

Merke

In der Ausführung der ATT profitieren Patienten stärker, wenn die Aufmerksamkeitsübungen persönlich angeleitet und wiederholt durchgeführt werden. ATT als alleinige Intervention reicht zur Behandlung psychischer Störungen nicht aus.

5.1.2 Aufmerksamkeitstraining als Ergänzung anderer Therapieansätze

Studienlage zu ATT als Zusatzintervention noch unzureichend

Einzelne klinische Studien haben die ATT als Zusatzintervention in Kombination mit anderen (etablierten) verhaltenstherapeutischen Elementen zur Behandlung von unipolarer Depression, Sozialer Phobie und Hypochondrie untersucht (je eine Studie). Diese Studien fanden bisher keine Hinweise darauf, dass die jeweils störungsspezifische Hauptsymptomatik (Depressivität, Krankheitsängste, sozialphobische Ängste) von der zusätzlichen ATT profitierte. Allerdings fanden sich teilweise Hinweise, dass störungstypische aufrechterhaltende Prozesse (Rumination, körperbezogene Aufmerksamkeit) von einem zusätzlichen Aufmerksamkeitstraining gezielt verändert wurden. Der Grundgedanke, Patienten mit Angst- oder depressiven Störungen durch ein Training der fokussierten und flexiblen Aufmerksamkeitsausrichtung zu unterstützen, erscheint dabei auch kompatibel mit kognitiv-behavioralen Störungsmodellen und etablierten KVT-Behandlungsansätzen im Einzel- und Gruppensetting. Insgesamt ist die Studienlage noch nicht ausreichend, um spezifische Anwendungsempfehlungen zur Präsentationsform, zur Häufigkeit oder zur Dauer der Aufmerksamkeitsübungen geben zu können.

5.2 Wirksamkeit der metakognitiven Therapie bei verschiedenen Störungsbildern

Im Folgenden soll zunächst eine störungsübergreifende Zusammenfassung zur Wirksamkeit auf der Basis einer aktuellen metaanalytischen Auswertung vorgenommen werden. Anschließend wird die Evidenzlage für einzelne Störungsbilder dargestellt. Insgesamt wird dabei deutlich, dass pro Störungsbild noch sehr wenige (insbesondere wenig methodisch hochwertige) Studien vorliegen und die störungsspezifische Wirksamkeit daher noch auf schmaler empirischer Basis steht. Die größte Anzahl störungsspezifischer Studien existiert bisher für MKT als selbstständige Behandlungsform für Depression und Generalisierte Angststörung.

5.2.1 Störungsübergeifende Wirksamkeit von MKT

Metaanalyse über Pilotstudien weist auf störungsübergreifende Wirksamkeit von MKT hin

In der bisher umfangreichsten metaanalytischen Zusammenfassung von Studien wurden 25 Studien eingeschlossen, die in Gruppen mit je mindestens 10 Teilnehmern die Wirksamkeit der MKT bei verschiedenen psychischen Störungen untersucht hatten (Normann & Morina, 2018). Bei den untersuchten Störungsbildern handelte es sich mehrheitlich um depressive und Angststörungen. Zu anderen Störungen lagen jeweils nur einzelne Studien vor. Bei der Mehrheit der Studien handelte es sich um Pilotstudien, mit weniger als 20 Studienteilnehmern pro Gruppe. In neun Wartegruppen-kontrollierten Studien, konnte dabei mit MKT im Durchschnitt eine größere Symptomreduktion erreicht werden als in unbehandelten Wartekontrollgruppen (Hedges g = 2.06, 95 % CI 1.52 bis 2.60). Auch sekundäre Ergebnismaße, z. B. Angstsymptome bei primär depressiven Patienten bzw. Depressivität bei Patienten mit primärer Angststörung besserten sich deutlich, was das transdiagnostische Potenzial des Therapieansatzes unterstreicht. Zur Stabilität der Verbesserungen lagen nicht genug Katamnesewerte vor.

Im Vergleich mit anderen aktiven Vergleichsbedingungen (Elemente oder Pakete von KVT oder achtsamkeitsbasierte kognitive Therapie) konnte MKT in den analysierten 10 Studien im Durchschnitt signifikant größere Effekte am

Therapieende erzielen (Hedges $g = 0.68$, 95 % CI 0.41 bis 0.95). Zum Katamnesezeitpunkt waren im Durchschnitt nur noch kleine Unterschiede vorhanden (Hedges $g = 0.39$, 95 % CI 0.15 bis 0,63).

Methodische Einschränkungen in bisherigen Evaluationsstudien

Insgesamt kann man vorsichtig schlussfolgern, dass über verschiedene Störungsbilder hinweg MKT die Symptomausprägung bei primären und sekundären Störungsmaßen stärker reduziert, als wenn man Patienten unbehandelt lässt. Dazu waren vergleichsweise wenig Sitzungen erforderlich (durchschnittlich 10 Sitzungen über die Studien, Range 6 bis 14). Allerdings unterliegt diese Aussage bisher einigen gravierenden methodischen Einschränkung: Fast alle der ausgewerteten Studien waren Pilotstudien mit geringer Fallzahl. Insbesondere für die kontrollierten Studien erreichten dabei nur drei von 25 Studien die empfohlene Teilnehmeranzahl von ca. 30 Personen/Gruppe. Die Metaanalyse konnte außerdem anhand der Verteilung der Ergebnisse nachweisen, dass von einer Überschätzung der Effekte durch nicht publizierte Studien mit negativen Ergebnissen ausgegangen werden muss. Die vergleichenden Therapiestudien nutzten als Vergleichsbedingung teilweise nur eine reduzierte Komponente der KVT (z. B. angewandte Entspannung). Daher müssen insbesondere die Ergebnisse zum Vergleich mit aktiven Vergleichsbedingungen mit großer Vorsicht betrachtet werden. Es scheint bisher weitgegriffen, die höheren Symptombesserungsraten durch MKT in zusammengefassten Effektmaßen als Überlegenheit gegenüber anderen etablierten Behandlungsformen, wie KVT zu interpretieren.

Merke

Eine störungsübergreifende Metaanalyse über 25 Pilotstudien, von denen die Mehrzahl als Pilotstudien einzuordnen ist, konnte zeigen, dass MKT bei verschiedenen Störungsbildern, insbesondere bei Störungen mit Angst oder Depression, die Symptombelastung reduzieren kann. Zusätzlich interessant erscheinen dabei die moderaten Behandlungskosten aufgrund der geringen Sitzungsanzahl und die moderaten Abbruchraten. Dringend sind weitere Studien mit adäquater Teilnehmerzahl und etablierten Therapietechniken als Kontrollbedingungen erforderlich, um die Effizienz der Methode besser einschätzen zu können.

5.2.2 Unipolare Depression

Erste Studien: MKT bei Depressionen wirkt vergleichbar gut wie etablierte Behandlungen

Zur metakognitiven Therapie bei unipolaren Depressionen liegen offene, unkontrollierte Prä-Post-Studien sowie einzelne kontrollierte Studien vor. Dabei handelte es sich fast ausschließlich um Pilotstudien mit weniger als 20 Teilnehmern pro Gruppe. In der bisher umfangreichsten Wartegruppen-kontrollierten Studie (Hagen et al., 2017) mit insgesamt 39 Teilnehmern ($n = 20$ MKT vs. $n = 19$ Warteliste) konnte durch die Behandlung mit MKT (10 Sitzungen) die depressive Symptomatik am Therapieende bei der Mehrzahl der Patienten und Patientinnen (ca. 80 %) klinisch bedeutsam reduziert werden, während das nur bei 5 % der Patienten und Patientinnen in der Wartegruppe gelang. Die selbstberichteten Verbesserungen der depressiven Symptomatik waren in der MKT-Gruppe signifikant größer als in der Wartekontrollgruppe (ES $d = 2.51$) und auch nach 6 Monaten noch stabil. Auch begleitende Angstsymptomatik verbesserte sich in der MKT-Gruppe signifikant stärker als in der Wartegruppe (ES $d = 1.92$), was den transdiagnostischen Anspruch des Verfahrens bekräftigt. Im Vergleich mit einem etablierten psychotherapeutischen Verfahren zur Depressionsbehandlung (KVT) ergaben sich in einer kontrollierten Studie ($n = 23$ MKT vs. $n = 25$ KVT) keine signifikanten Unterschiede zwischen beiden Verfahren am Therapieende nach 12 Sitzungen und auch nicht nach 6 Monaten. Auch die begleitende Angstsymptomatik verbesserte sich gleichermaßen in beiden Gruppen, was zeigt, dass transdiagnostische Effekte auch bei anderen Therapieverfahren zu beobachten sind.

Merke

Ergebnisse aus Pilotstudien und ersten kontrollierten Studien sprechen dafür, dass mit MKT in Kurzzeitinterventionen von 10 bis 12 Sitzungen eine vergleichbar gute, schnelle und stabile Verbesserung depressiver Störungen erreicht werden kann wie mit anderen etablierten antidepressiven Behandlungsstrategien. Eine Überlegenheit der MKT in der Behandlung von Depressionen lässt sich aus bisherigen Therapievergleichsstudie nicht ableiten. Unbedingt sind ausreichend teststarke kontrollierte klinische Studien zur weiteren Beurteilung erforderlich.

5.2.3 Generalisierte Angststörung

Erste Studien: MKT bei GAS wirkt besser als KVT

Die Generalisierte Angststörung (GAS) ist das einzige Störungsbild, zu dem bisher zwei kontrollierte Studien mit adäquater Fallzahl vorliegen, die den Behandlungserfolg von MKT mit anderen etablierten Behandlungsstrategien vergleichen. In einer kontrollierten klinischen Studie waren sowohl die metakognitive Therapie (MCT) als auch eine Variante der kognitiven Therapie (Intoleranz-für-Unsicherheit-Therapie [IUT]) einer unbehandelten Wartekontrollbedingung überlegen (van der Heiden, Murius & van der Molen, 2012). Im Gegensatz zur Wartegruppe zeigte sich in beiden Behandlungsgruppen in allen Selbstbeurteilungsmaßen eine signifikante Reduktion der Symptome vom Prä- zum Post-Messzeitpunkt. Dabei war die MKT-Gruppe gegenüber der IUT-Gruppe direkt nach der Behandlung sowie sechs Monate später in einigen Selbstbeurteilungsmaßen überlegen (ES $d > 0{,}5$). In einer weiteren methodisch sorgfältigen Studie wurde MKT ($n = 32$) mit einer KVT-Behandlung ($n = 28$) und einer Wartebedingung ($n = 21$) verglichen (Nordahl et al., 2018). Beide aktiven psychotherapeutischen Behandlungen reduzierten die selbstberichtete GAS-Symptomatik signfikant stärker als bloßes Warten. In der MKT-Gruppe war am Behandlungsende die subjektive Symptomreduktion und die Rate klinisch signifikant gebesserter Patienten größer als in der KVT-Gruppe (65 % vs. 38 %). Die Verbesserungen waren auch nach 2 Jahren stabil.

Merke

Erste kontrollierte Studien zeigen, dass die MKT bei der Generalisierten Angststörung für eine Mehrzahl der Behandelten klinisch bedeutsame Verbesserungen erzielen kann, die auch aufrechterhalten werden. MKT konnte in bisher zwei kontrollierten Studien größere Symptomreduktionen bei GAS erzielen als verhaltenstherapeutische Behandlungsansätze.

5.2.4 Zwangsstörung und Zwangsspektrumsstörungen

Zwangsstörung: klinisch bedeutsame Symptomreduktion durch MKT in Pilotstudien gezeigt

In Baseline-kontrollierten Fallserien und kontrollierten Pilotstudien mit sehr kleinen Fallzahlen konnte gezeigt werden, dass durch eine Einzel- oder Gruppenbehandlung mit MKT eine klinisch signifikante und (über 6 Monate Katamnese) weitgehend stabile Reduktion der eigentlichen Zwangssymptomatik als auch assoziierter Symptome (Angst, Depression) möglich ist. In den bisher publizierten Fallserien und Pilotstudien wird immer wieder die Hoffnung geäußert, mit der MKT ein psychotherapeutisches Behandlungsverfahren für die Zwangsstörung gefunden zu haben, das für Patienten und Behandler weniger Hürden mit sich bringt und aufgrund der Kürze auch kosteneffektiver ist als die bisher nach den Leitlinien in erster Linie empfohlene Expositionsbehandlung mit Reaktionsverhinderung (ERP). Kontrollierte Studien mit ausreichender Power, insbesondere auch direkte Vergleiche mit ERP, fehlen aber bisher komplett.

Die Körperdysmorphe Störung (KDS) wird seit der fünften Ausgabe des DSM mit zu den der Zwangsstörung verwandten Zwangsspektrumsstörungen gezählt. In einer randomisierten klinischen Machbarkeitsstudie war MKT einer Wartebedingung überlegen ($N = 20$) (Rabiei, Mulkens, Kalantari, Molavi & Bahrami, 2012).

Merke

Zusammenfassend deuten die bisherigen Pilot-Ergebnisse für die Zwangsstörung darauf hin, dass durch MKT eine klinisch signifikante Verbesserung der

Zwangssymptomatik in kurzer Zeit (10 bis 12 Sitzungen) erreicht werden kann. Methodisch hochwertige kontrollierte Studien zum Vergleich mit leitliniengerechten Therapieanwendungen (Exposition mit Reaktionsverhinderung) sowie zur differenziellen Indikation bei verschiedenen Subtypen der Zwangsstörung fehlen bisher.

5.2.5 Soziale Phobie

Zur Evaluation der MKT bei Sozialer Phobie liegt bislang nur eine Fallserie vor, bei der alle behandelten Patienten mit Sozialer Phobie nach der Behandlung und auch im Follow-Up nach drei und sechs Monaten im Vergleich zur Baseline in Selbstbeurteilungsverfahren eine deutliche Reduktion von Vermeidungsverhalten, Selbstaufmerksamkeit und negativen Überzeugungen zeigten. Studien mit größeren Stichproben oder vergleichende Untersuchungen mit etablierten psychotherapeutischen Behandlungsformen existieren bisher nicht. Allerdings fällt es bei der Behandlung der Sozialen Phobie schwerer als bei anderen Störungsbildern, das typische Vorgehen der MKT vom therapeutischen Vorgehen der KVT abzugrenzen, da letzteres bereits seit langem und auch dank der Einflüsse von Adrian Wells metakognitive Elemente enthält. Die Veränderung einer dysfunktionalen Aufmerksamkeitsausrichtung bei Personen mit Sozialer Phobie wird somit inzwischen bereits zum Standardvorgehen der störungsspezifischen KVT gerechnet und es wird daher schwer sein, den speziellen Beitrag metakognitiver Elemente von dem anderer Therapieelemente abzugrenzen.

Soziale Phobie: MKT von KVT schwerer abgrenzbar

5.2.6 Posttraumatische Belastungsstörung

Eine störungsspezifische Ausformulierung der metakognitiven Therapie (Wells & Sembi, 2004) konnte in ersten unkontrollierten und Wartegruppen-kontrollierten Pilotstudien stabile Symptomverbesserungen bei Patienten mit Posttraumatischer Belastungsstörung nach einer Behandlung mit MKT erzielen. Allerdings gestatten die kleinen Fallzahlen bisheriger Studien noch keine belastbaren Schlussfolgerungen.

PTBS: Symptomreduktion durch MKT in Pilotstudien

5.2.7 Potenzielle Wirksamkeit bei weiteren Störungsbildern: Schizophrenie

Klinische Beobachtungen und Längsschnittstudien zeigen, dass ungünstige metakognitive Überzeugungen (z. B. das Bedürfnis, die eigenen Denkprozesse stark zu kontrollieren) den Verlauf einer schizophrenen Erkrankung ne-

Schizophrenie: MKT möglicherweise effektiv

gativ beeinflussen und mit einem schlechteren und chronifizierten Verlauf verbunden sind. Das speist die Hoffnung, mit metakognitiven Behandlungsstrategien auch den Verlauf psychotischer Erkrankungen beeinflussen zu können. In einer unkontrollierten offenen Studie fanden Morrison et al. (2014) moderate bis große Effekte bzgl. der Verbesserung der psychotischen Symptomatik (PANSS) nach einer 9-monatigen Behandlung mit bis zu 12 Sitzungen MKT. Allerdings erfolgte die MKT-Behandlung zusätzlich zur antipsychotischen Medikation und die Beurteilung der Therapieeffekte wurde nicht von unabhängigen Ratern vorgenommen. Daher zeigen diese ersten Ergebnisse zwar grundsätzlich die Machbarkeit und das Potenzial von MKT für die Behandlung von Psychosen, die tatsächlichen Effekte sind aber wahrscheinlich durch das unkontrollierte Design noch überschätzt.

5.3 Wirkungsmechanismen

Wirkung von MKT über Reduktion des CAS postuliert

Von den Begründern der metakognitiven Therapie wird explizit angenommen, dass die positive Wirkung von MKT auf die Reduktion des kognitiven Aufmerksamkeitssyndroms zurückgeht. Eine Besserung psychopathologischer Symptome sollte also dann einsetzen, wenn es gelingt, die unflexibel nach innen gerichtete Aufmerksamkeit zu flexibilisieren und repetitive negative Denkprozesse zu durchbrechen. Weiterhin wird dem Modell zufolge angenommen, dass eine Modifikation dysfunktionaler Metakognitionen zur Wichtigkeit und Kontrollierbarkeit von Gedanken dazu führt, dass ungünstiger CAS-Strategien nicht mehr aktiviert werden.

Tatsächlichen Wirkmechanismen weitestgehend unklar

Nur wenige Untersuchungen haben sich bisher damit beschäftigt, welche Prozesse und Mechanismen den Erfolg der metakognitiven Therapie tatsächlich bewirken/erklären und ob es sich dabei wirklich um die prognostizierten Mechanismen handelt. Das hängt auch mit den für die Untersuchung von (kausalen) Wirkmechanismen notwendigen Fallzahlen und Untersuchungsdesigns zusammen, die in den bisherigen Therapiestudien zur Wirkung von MKT in der Regel nicht erreicht werden. Hier besteht noch erheblicher Forschungsbedarf. Das trifft im Übrigen aber auch auf alle etablierten und erfolgreichen anderen Therapiemethoden und -verfahren zu. Denn auch hier ist häufig unklar, ob die tatsächlichen Wirkmechanismen den theoretisch angenommenen entsprechen.

5.3.1 Flexibilisierung der Aufmerksamkeitskontrolle

Eine zentrale Annahme des metakognitiven Modells psychischer Störungen geht davon aus, dass eine ungünstige selbstbezogene Aufmerksamkeit für die Aufrechterhaltung negativer Gedanken und Gefühle verantwortlich ist. Metakognitive Therapietechniken, insbesondere das Aufmerksamkeitstraining (ATT) und die Technik der losgelösten Achtsamkeit (DM) (vgl. Kapitel 4.1) sind daher spezifisch auf eine Verringerung dieses selbstbezogenen Aufmerksamkeitsfokus und auf die Förderung einer flexiblen und aufgabenbezogenen Aufmerksamkeitskontrolle ausgerichtet.

Erste empirische Nachweise für Veränderung von Aufmerksamkeitsprozessen

Dabei gibt es erste empirische Nachweise, dass metakognitive Therapie (inklusive der ATT) Aufmerksamkeits- und exekutive Prozesse gezielter verändern kann als die Standard-KVT. In einer Pilotstudie, in der Patienten mit einer Depression entweder mit KVT oder MKT (inkl. ATT) behandelt wurden, besserten sich spezifische testpsychologisch überprüfte Aufmerksamkeits- und exekutive Funktionen stärker in der MKT-Gruppe als in der Gruppe, die mit KVT behandelt worden war (Groves et al., 2015). Allerdings verringerte sich die depressive Symptomatik vergleichbar stark in beiden Behandlungsgruppen und der Rückgang der Depressivität wies keinen Zusammenhang zu den veränderten neuropsychologischen Aufmerksamkeitsfunktionen auf. Metakognitive Therapie kann also sehr spezifisch zu einer verbesserten Aufmerksamkeitskontrolle beitragen. Ob das aber notwendige und hinreichende Voraussetzung für den Therapieerfolg ist, kann bisher nicht klar belegt werden.

Psychisches Wohlbefinden nicht allein durch Ausrichtung des Aufmerksamkeitsfokus bestimmt

Der Wirkmechanismus von ATT wurde weiterhin in einer Analogstudie mit gesunden studentischen Probanden untersucht (Fergus, Wheless & Wright, 2014). Die Teilnehmer erlernten dabei in einer einmaligen Sitzung die Aufmerksamkeitstrainingstechnik oder eine Achtsamkeitstechnik. Das war in beiden Bedingungen mit einer sofortigen, kurzfristigen Reduktion der Ängstlichkeit verbunden. Bei den Teilnehmern, die sich mit der ATT beschäftigt hatten, verschob sich durch die Übungen der Aufmerksamkeitsfokus mehr nach außen auf die Umgebung. Je stärker dies geschah, umso deutlicher erlebten die Studenten einen Abfall der Ängstlichkeit. Dieser Befund entspricht den Vorhersagen des Modells. Allerdings zeigte die Analogstudie auch, dass eine auf innere Vorgänge gerichtete Aufmerksamkeit nicht notwendigerweise immer negative Auswirkungen haben muss. Bei den Teilnehmern, die eine Achtsamkeitstechnik gelernt hatten, verschob sich der Aufmerksamkeitsfokus durch die angeleiteten Übungen nämlich eher nach innen. Diese Verschiebung war ebenfalls mit einer verringerten Ängstlichkeit assoziiert. Es scheint also nicht allein die Ausrichtung des Aufmerksamkeitsfokus zu sein, die über psychisches Wohlbefinden bestimmt. Die Valenz der Inhalte, auf die der Fokus gerichtet ist, trägt (wenig überraschend) auch zum Ausmaß an Ängstlichkeit bei. Es erscheint aber plausibel, dass ängstliche und depressive Personen, bei denen viele Gedanken und Gefühle mit negativer Valenz auftauchen, eher von einem externalen, aufgabenbezogenen Fokus der Aufmerksamkeit profitieren, der z. B. durch die ATT-Übungen gefördert werden kann.

Neben der AAT dienen in der metakognitiven Therapie insbesondere Techniken der losgelösten Achtsamkeit dazu, den Aufmerksamkeitsfokus von negativen internen Gedanken und Gefühlen zu lösen und die Spirale einer repetitiven Beschäftigung mit negativen Inhalten zu durchbrechen. Dem Modell der MKT folgend, sollte mit der Defokussierung, die durch die losgelöste Achtsamkeit erreicht wird, mindestens genauso gut oder sogar besser eine Reduktion negativer Gefühle erreicht werden können wie durch direkte Bearbeitung dysfunktionaler Annahmen in der klassischen KVT. Diese Annahme wurde experimentell in einer Studie mit psychisch gesunden studentischen Teilnehmern untersucht, die aber unter erhöhter sozialer Ängstlichkeit litten (Gkika & Wells, 2015). In einem Messwiederholungsdesign sollten die Teilnehmer vor einer anstehenden sozialen Leistungssituation (Vortrag) entweder ohne Instruktion sich ihren eigenen Gedanken und Erwartungen überlassen oder, durch den Versuchsleiter angeleitet, (a) die Technik der losgelösten Achtsamkeit anwenden oder (b) selbstbezogene Einschätzungen ihrer bevorstehenden Leistung rational analysieren und verändern (kognitive Umstrukturierung). Beide Techniken erschienen den Teilnehmern gleichermaßen glaubwürdig und sinnvoll und beide Techniken waren geeignet, die subjektive Ängstlichkeit während des kurzen Vortrags zu reduzieren. Wenn die Teilnehmer zu losgelöster Achtsamkeit angeleitet wurden, verringerten sich ihre negativen Erwartungen, die Glaubwürdigkeit negativer Selbsteinschätzungen und die selbstfokussierte Aufmerksamkeit jedoch stärker als wenn sie zur rationalen Bewertung ihrer Erwartungen angeleitete wurden. Ein interessanter Befund ergab sich zu potenziellen Reihenfolgeneffekten: Kognitive Umstrukturierung wirkte schlechter, wenn sie nach der losgelösten Aufmerksamkeit angewendet wurde als umgekehrt – ein möglicher Hinweis darauf, dass kognitive und metakognitive Techniken nicht in beliebiger Reihenfolge kombinierbar sind (vgl. Kapitel 6.2).

Losgelöste Achtsamkeit bewirkt Reduktion von subjektiver Ängstlichkeit

5.3.2 Reduktion von metakognitiven Annahmen über die Wichtigkeit von Gedanken und ihrer Kontrolle

Symptomverbesserungen durch metakognitive Veränderungen

Neben aufmerksamkeitsbezogenen Therapietechniken, die auf eine verbesserte metakognitive Regulation ausgerichtet sind, setzt die MKT auch kognitive Techniken und Verhaltensexperimente ein, um dysfunktionale metakognitive Annahmen, die Personen zur Wichtigkeit von Gedanken und ihrer Kontrolle haben, zu reduzieren. Eine Veränderung metakognitiver Annahmen wird als grundlegend für eine langfristige Veränderung des Umgangs mit Gedanken (gleich welchen Inhalts) erachtet. Dafür fanden sich (indirekte) Belege in einer Behandlungsstudie für Patienten mit Zwangsstörung (Grøtte et al., 2015). Die Patienten erhielten ein Behandlungsprogramm, das sowohl metakognitive als auch kognitive und behaviorale (Expositions-) Elemente enthielt. Klinisch relevante Symptomverbesserungen wurden dabei signifikant besser vorhergesagt durch die erreichten metakognitiven Veränderungen (Reduktion von Fusionsannahmen und Annahmen über Rituale) als durch die Verringerung inhaltlicher Überzeugungen zu Verantwortung und Perfektionismus.

Metakognitive Veränderungen eventuell auch über KVT möglich

Eine Veränderung metakognitiver Überzeugungen muss scheinbar nicht direkt angeleitet werden, um sich positiv auf den Therapieerfolg auszuwirken. Eventuell können Patienten diese geänderten metakognitiven Bewertungen auch beiläufig innerhalb anderer, z. B. kognitiv-behavioraler Therapieansätze erwerben. Bei einer Studie zeigte sich, dass dysfunktionale metakognitive Annahmen während kognitive-behavioraler Therapie für ängstliche Kinder ($n = 44$, 7 bis 12 Jahre alt) verringert werden konnten und diese Verringerungen mit dem Therapieergebnis nach Therapieende verbunden war (Normann, Lonfeldt, Reinholdt-Dunne & Esbjorn, 2016).

Merke

Die metakognitive Therapie geht davon aus, dass eine Reduktion negativer Gefühle wie Angst und Niedergeschlagenheit durch eine Verringerung der selbstbezogenen Aufmerksamkeit und Verzicht auf eine inhaltliche Auseinandersetzung mit negativen Gedanken erreicht werden kann. Demnach wirken die eingesetzten Therapiemethoden, indem sie die Flexibilität der Aufmerksamkeitskontrolle erhöhen und die subjektive Wichtigkeit von Gedanken und ihrer Kontrolle reduzieren. Bisher haben nur wenige Studien untersucht, ob diese Mechanismen tatsächlich ausschlaggebend für den Erfolg metakognitiver Therapiestrategien sind. Deren Ergebnisse haben aber überwiegend bestätigt, dass eine gelungene Reduktion selbstfokussierter Aufmerksamkeit und veränderte Annahmen über die Wichtigkeit von Gedanken sich förderlich auf das emotionale Befinden auswirken.

6 Probleme bei der Durchführung

Anleitungen zur metakognitiven Therapie, die besonders durch ihren Begründer Adrian Wells und seine Mitarbeiter entwickelt wurden (Wells, 2011) erleichtern durch störungsspezifische Modelle und konkrete Anleitungen für einzelne Techniken (wie ATT und DM) eine direkte Umsetzung in die Praxis. Für eine erfolgreiche Umsetzung sind dennoch verschiedene Aspekte zu berücksichtigen.

Wenn Patienten in der Behandlung von ihren Symptomen (z. B. schlechte Stimmung, Angst vor Ansteckungen mit Bakterien) berichten, ist es oftmals naheliegend, auf den Realitätsgehalt der Gedanken (z. B. Annahmen zu Versagensängsten, Überlegungen zu Ansteckungsgefahren) einzugehen. Therapeuten und Therapeutinnen, die im Verfahren der kognitiven Verhaltenstherapie ausgebildet wurden, sind es vielleicht aus ihren bisherigen Erfahrungen im kognitiv-behavioralen Ansatz gewohnt, sich mit den dahinterstehenden Bewertungen auseinanderzusetzen. Damit würde allerdings auf die *Inhalte* und nicht auf die *Prozesse* des Denkens eingegangen werden, was der kognitiven und nicht der metakognitiven Therapie entsprechen würde. Den Therapeuten wird damit eine gewisse Konsequenz abverlangt, im Verlauf der Therapie ihre Aufmerksamkeit auf dysfunktionale Gedankenprozesse zu richten und sich nicht auf eine Auseinandersetzung mit den Inhalten einzulassen. Berichten Patienten wiederholt von dysfunktionalen Gedanken (z. B. „Es wird nie besser werden.", „Ich werde durch eine Ansteckung krank werden."), ist es sinnvoll, nach der Situation zu fragen, in der solche Gedanken auftreten. Mithilfe einer erneuten Erarbeitung eines individuellen metakognitiven Fallkonzepts (vgl. Kapitel 3.1 und Kapitel 4.1.1) können dann die dysfunktionalen metakognitiven Annahmen und Prozesse (z. B. Grübeln, Fusionsannahmen zur Bedeutung von Gedanken) erarbeitet und kognitiven Annahmen als Nebenprodukte eingeordnet werden. Dabei wird in der Regel deutlich, dass Betroffene diese dysfunktionalen kognitiven Annahmen gar nicht erst entwickelt hätten, wenn sie beispielsweise nicht gegrübelt oder ihre Gedanken nicht wie reale Ereignisse (Objektmodus, vgl. Kapitel 4.1.1) eingeordnet hätten. Darauf aufbauend kann dann die Notwendigkeit des Einsatzes metakognitiver Techniken abgeleitet werden.

Konsequentes Bearbeiten dysfunktionaler Prozesse in MKT nötig

Anpassung von MKT bei Patienten mit geringerem kognitiven Leistungsniveau

Als weiteres Hindernis wird bei der metakognitiven Therapie oftmals die Vermutung formuliert, dass Patienten ein hohes kognitives Leistungsvermögen haben müssten, um eher abstrakt wirkende Konstrukte wie Metakognitionen verstehen zu können. Die Erfahrung zeigt allerdings, dass dies für eine erfolgreiche Anwendung nicht notwendig, sondern eine Anpassung der Behandlung an die individuellen Voraussetzungen der Patienten möglich ist. Bei Patienten mit einem geringeren kognitiven Leistungsniveau bietet es sich an, Zusammenhänge noch stärker anhand von Beispielen, Metaphern und Verhaltensexperimenten zu veranschaulichen und schrittweise einzelne Aspekte getrennt zu vermitteln (z. B. zu negativen und positiven Metakognitionen). Auch hilft eine häufige Bezugnahme zu konkreten Situationen und dabei gezeigten Symptomen dabei, gewonnene Erkenntnisse auf das eigene Störungsbild zu übertragen. Teilweise lassen sich bei diesen Patienten auch Techniken und Metaphern aus der metakognitiven Therapie für Kinder anwenden (vgl. Kapitel 4.2.4).

Merke

In der metakognitiven Therapie wird konsequent darauf geachtet, dass dysfunktionale, gedankliche Prozesse (anstatt Inhalte) bearbeitet werden. Bei Patienten mit einem geringeren kognitiven Leistungsniveau können Metaphern, viele praktische Beispiele und Wiederholungen das Verständnis erleichtern.

6.1 Motivation zur Anwendung der Verhaltensexperimente

Ähnlich wie im kognitiv-behavioralen Ansatz können auch in der metakognitiven Therapie Motivationsprobleme bei der Durchführung von Verhaltensexperimenten auftreten. In diesem Fall bietet es sich an, Motivierungstechniken vor einer weiteren Durchführung der Therapie vorzuschieben. Bei Patienten, die sich nicht überwinden können, ein neues Verhalten auszuprobieren oder an der Sinnhaftigkeit der Experimente zweifeln, kann der Therapeut oder die Therapeutin zunächst noch einmal das Fallkonzept durchgehen und dabei auf die aufrechterhaltende Wirkung der störungsspezifischen Verhaltensweisen verweisen. Im Weiteren kann auf Techniken wie Pro-Contra-Listen aus der kognitiv-behavioralen Therapie zurückgegriffen werden. Allerdings sollte dabei entsprechend des metakognitiven Ansatzes auf metakognitive Aspekte fokussiert werden. Beispielsweise kann als Vorteil eines Verhaltensexperiments herausgefunden werden, dass Annahmen zur Schädlichkeit von Gedanken nicht der Wahrheit entsprechen oder Gedanken machtlos sind. Zudem können die Unterschiede zwischen objekt- und metakognitivem Modus (vgl. Kapitel 4.1.1) wiederholt werden, um herauszustellen, dass Befürchtungen als innere Ereignisse einzuordnen sind, die unabhängig vom Selbst und der Welt sind. Mithilfe von vorbereitenden Verhaltensexperimenten (z.B. Exposure and Response Commission bzw. Exposition mit Reaktionsausführung, vgl. Kapitel 4.2.3), durch die der Patient bereits während einer Therapiesitzung erste praktische Erfahrungen sammeln und seine metakognitiven Annahmen hinterfragen kann, kann die Motivation weiter gesteigert werden.

Pro-Contra-Liste mit Fokus auf metakognitive Aspekte erstellen

6.2 Kombination von MKT und KVT

Angesichts der deutlichen Gemeinsamkeiten, die MKT mit der KVT hinsichtlich der theoretischen Grundlagen und vieler technischer Elemente (z.B. Sokratischer Dialog) aufweisen, stellt sich automatisch die Frage nach einer Kombinierbarkeit der Methoden. Bei der sozialen Phobie zeigt sich im Störungsmodell und Behandlungsansatz nach Clark und Wells (Clark & Wells, 1995), dass das sehr gut möglich ist. Modelle und Techniken der metakogni-

Bei sozialer Phobie werden MKT und KVT kombiniert

tiven Therapie zur Reduktion einer erhöhten Selbstaufmerksamkeit werden hier erfolgreich mit Expositionsmethoden der KVT kombiniert. Eine große Rolle in diesem Behandlungsmanual spielen Verhaltensexperimente, die mit beiden Methoden kompatibel sind.

Kombination teilweise schwierig

Die Therapierationale, die beim metakognitiven und beim kognitiven Therapieansatz vermittelt werden, können aber auch in widersprüchlichen Schlussfolgerungen resultieren. Der kognitive Therapieansatz beschäftigt sich intensiv mit dem *Inhalt* dysfunktionaler Gedanken, lässt diese sogar aufwändig protokollieren und analysieren und lässt ihnen auch sonst viel Aufmerksamkeit bei der Anleitung zu einer rationaleren Bewertung zukommen. Der metakognitive Ansatz dahingegen will ja gerade eine Distanzierung und Abwendung der Aufmerksamkeit von Gedankeninhalten fördern. Eine sinnvolle Kombination dieser beiden potenziell unvereinbaren Umgangsweisen mit unangenehmen Gedanken ist also sicher eine Frage der Reihenfolge. Es erscheint nicht sinnvoll, Patienten im ersten Schritt auf den *metakognitiven Modus* einzuschwören und sie, z. B. mithilfe von Techniken der losgelösten Achtsamkeit (DM) vom weiteren Grübeln und Sich-Sorgen über bestimmte Inhalte abzuhalten, wenn man dann im zweiten Schritt mit kognitiven Techniken die Inhalte genau betrachtet und rational bewertet. Damit würde die Aufmerksamkeit wieder auf die Inhalte zurückgelenkt werden, von denen zuvor eine Distanzierung angestrebt wurde. Empirische Hinweise auf eine ungünstige Wirkung dieser Reihenfolge von therapeutischen Techniken ergaben sich in einer experimentellen Analogstudie mit sozial ängstlichen Studierenden (Gkika & Wells, 2015). Wenn überhaupt, erscheint nur die umgekehrte Reihenfolge therapeutisch sinnvoll. Bei Patienten mit sehr ungünstigen Überzeugungen, z. B. bezüglich der Gefährlichkeit von Situationen oder ihrer persönlichen Verantwortung, könnten diese in einem ersten Schritt durch kognitiven Therapietechniken in ihrer Glaubwürdigkeit für den Patienten reduziert werden. Im zweiten Schritt dann, nachdem man sich auf die Übertriebenheit dieser Bewertungen „geeinigt" hat, könnte aus einer metakognitiven Perspektive heraus die Wertigkeit von Gedanken an sich infrage gestellt werden. Weiterhin auftauchende dysfunktionale Gedanken könnten dann mit Techniken der losgelösten Achtsamkeit begegnet werden.

Reihenfolge der Techniken beachten

Merke

Die Kombination von kognitiv-verhaltenstherapeutischen und metakognitiven Techniken erschient grundsätzlich möglich und wird bei einigen Störungsbildern, wie z. B. bei der sozialen Phobie, bereits erfolgreich praktiziert. Klinische und experimentelle Hinweise deuten aber darauf hin, dass die Reihenfolge der Techniken nicht beliebig ist. Eine inhaltliche Disputation ungünstiger Überzeugungen mithilfe kognitiver Techniken sollte – wenn überhaupt – vor dem Einsatz metakognitiver Strategien erfolgen.

7 Fallbeispiele

Die im vierten Kapitel dargestellten Behandlungsmethoden der metakognitiven Therapie sollen in diesem Kapitel an Fallbeispielen zu den Störungen Depression, Generalisierte Angststörung und Zwangsstörung veranschaulicht werden.

7.1 Depression

Fallbeispiel: Frau H. – Unipolare Depression

Die 40-jährige Frau H. berichtet davon, dass sie sich seit einiger Zeit depressiv verstimmt fühlen würde. Vor ein paar Jahren hätte sich ihr Mann von ihr getrennt und sie sei nun alleinstehend. Ihr Ex-Mann habe für sie eine große Unterstützung bedeutet und sie habe noch bis zum Schluss vergeblich versucht, die Trennung aufzuhalten. Sie gab an, dass sie sich nicht länger auf etwas konzentrieren könne, was insbesondere bei ihrem Beruf als Sekretärin ein Problem sei. Inzwischen könne sie ihren Beruf nur unter hohem Kraftaufwand nachgehen und fühle sich auch im Privaten die überwiegende Zeit niedergeschlagen und traurig. Mit der Trennung vom Mann seien auch einige Kontakte immer mehr eingeschlafen. Sie sei dann so antriebslos, dass sie sich nur selten zu Aktivitäten (wie z. B. dem Skatspielen mit Freunden) aufraffen könne. Sie verbringe viel Zeit alleine zu Hause. Dann würde sie in Grübeleien verfallen und intensiv darüber nachdenken, warum sie so allein sei, was falsch an ihr sei und dass es wohl nie wieder besser werden würde.

Zu Beginn wurde mit der Patientin ein störungsspezifisches Fallkonzept (vgl. Abbildung 11) erarbeitet. Die Patientin gab auf Rückfragen der Therapeutin an, z. B. beim Fernsehen in schlechte Stimmung zu verfallen, wenn ihr plötzlich bewusst werden würde, dass sie alleine sei. Sie würde dann darüber nachdenken, wieso ihre Ehe gescheitert sei und was an ihr falsch sei. Darüber würde sie im Weiteren sehr traurig werden. Sie habe den Eindruck, sich nicht selber helfen zu können und würde sich immer weiter zurückziehen. Weiter berichtete die Patientin, ihr Grübeln nicht beenden zu können. Sie erhoffe sich, durch das Grübeln den Grund ihres Leidens erschließen zu können und darüber einen Ausweg aus ihrer belastenden Lage finden zu können.

In der ersten Sitzung wurde Frau H. mit dem Störungsmodell vertraut gemacht, indem ihr das Modell erklärt und die störungsaufrechterhaltende Wirkung des Grübelns herausgestellt wurde (z. B. „Was passiert mit Ihrer Stim-

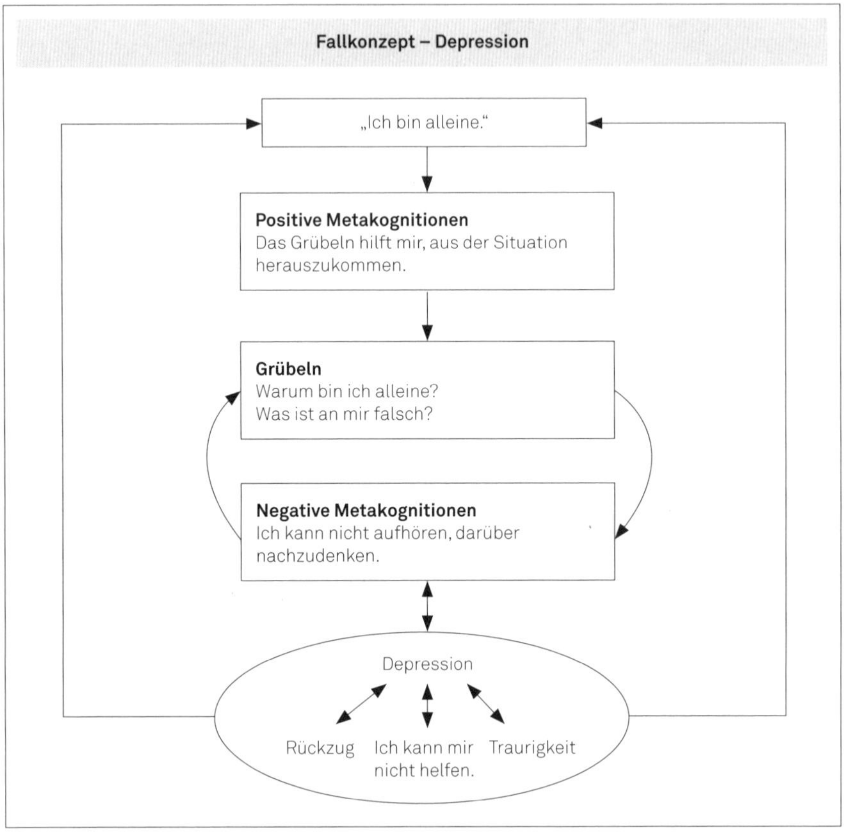

Abbildung 11: Individuelles Fallkonzept für Frau H.

mung, wenn Sie mal abgelenkt sind, wie beispielsweise bei Ihren beruflichen Tätigkeiten als Sekretärin? Was sagt dies über die Funktion des Grübelns aus?"). Zudem wurde sie auf die Widersprüchlichkeit ihrer Annahmen hingewiesen (z. B. „Es scheint so, als ob Sie das Grübeln für hilfreich halten, um einen Ausweg aus Ihrem Leidensdruck zu finden. Gleichzeitig stellen Sie aber fest, dass Sie in Grübelphasen traurig sind, das Grübeln gerne stoppen wollen und es als unkontrollierbar wahrnehmen.").

Nachdem die Patientin darüber mehr Einsicht in die Rolle des Grübelns gewinnen konnte, wurden gemeinsam Grübel-Episoden (z. B. Zeiten des Alleinseins in ihrer Freizeit) identifiziert. Diese sollte die Patientin dann zuhause als solche erkennen. Darauf aufbauend wurde mit der Patientin zunächst während der Therapiesitzung das Aufmerksamkeitstraining (ATT) geübt. Während der Sitzungen konnte sie die Übungen recht gut umsetzen, im Alltag holten sie allerdings immer wieder Gedanken ein, die ihre Isolation und Einsamkeit betrafen, sodass sie doch immer wieder in Grübeln verfiel. Aufgrund dessen sollte sie das ATT zunächst in neutralen Situationen, die sie als weniger schwierig empfand (z. B. bei der Arbeit oder beim Kochen), anwenden und dann auf weitere Situationen (z. B. beim Fernsehen) zweimal pro Tag üben.

In den folgenden fünf Sitzungen wurde der Schwerpunkt darauf gelegt, der Patientin eine höhere kognitive Flexibilität und Steuerbarkeit zu vermitteln, indem neben dem ATT auch Übungen zur losgelösten Achtsamkeit (DM) eingeführt wurden. Sie sollte diese in Kombination mit dem Aufschieben von Grübeln zum Beispiel in Zeiten des Alleinseins vorm Fernseher anwenden. Ergänzend wurden positive Metakognitionen unter anderem mit dem Modulationsexperiment hinterfragt, bei dem sie auf einen Tag des Grübelns einen Tag ohne Grübeln folgen lassen sollte (vgl. Kapitel 4.1.5). Anschließend wurde sie befragt, ob sie am Grübeltag eher zu einer Lösung gegen ihre Einsamkeit gekommen sei. Zudem konnte sie darüber feststellen, dass sie entgegen ihrer ursprünglichen Annahme, auch Einfluss auf das Grübeln nehmen konnte, was auch zu einer Veränderung negativer Metakognitionen (z. B. „Das Grübeln ist unkontrollierbar.“) führte.

In dem folgenden Therapieabschnitt aus weiteren fünf Sitzungen wurden stärker positive Überzeugungen durch gezielte Fragen (z. B. „Wie führt das Grübeln dazu, dass sich Ihre Niedergeschlagenheit bei Einsamkeit auflöst?“) kritisch überprüft und der Schwierigkeitsgrad bei der Anwendung der jeweiligen Übungen gesteigert. Als Alternativen zu maladaptiven Bewältigungsstrategien wurden zunehmend positive Aktivitäten (z. B. Wiederaufnahme des Hobbys Skatspielen) aufgebaut, die Frau H. erst durch die Reduktion von Grübelzeiten gezielt planen und realisieren konnte. Abschließend wurden neue Pläne zur kognitiven Verarbeitung (z. B. „Ich verschiebe das Grübeln auf einen späteren Zeitpunkt und kann es dann anwenden, wenn ich dies dann noch benötige.“) eingeführt und ihre Anwendung zum Schutz vor einem möglichen Rückfall in schwierigen Situationen (z. B. bei Einsamkeit oder aufkommenden Gedanken an die Trennung) besprochen.

Somit waren die Sitzungen vor allem darauf ausgerichtet, Frau H. neue Strategien zu ermöglichen, mit denen sie unproduktive Grübelzeiten reduzieren konnte. Dafür diente die Disputation ungünstiger metakognitiver Annahmen (z. B. zur Nützlichkeit bzw. Unbeeinflussbarkeit des Grübelns) sowie Übungen des ATT und der losgelösten Achtsamkeit (siehe auch Wells, 2011). Eine besondere Herausforderung bestand darin, dass sie im Alltag von belastenden Gedanken eingeholt wurde, sodass ein besonderer Fokus auf die Umsetzung dieser Strategien im Alltag gesetzt wurde (z. B. durch das Modulationsexperiment, sukzessive Steigerung von neutralen zu schwierigeren Situationen). Frau H. konnte darüber eine höhere kognitive Flexibilität erzielen, mehr positive Aktivitäten (z. B. Treffen mit Freunden) umsetzen und ihre depressiven Symptome reduzieren. Insgesamt waren dafür 16 Therapiesitzungen erforderlich.

7.2 Generalisierte Angststörung

Fallbeispiel: Frau K. – Generalisierte Angststörung

Die 22-jährige Frau K. berichtet davon, sich ständig Sorgen zu machen. Die Sorgen würden verschiedene Bereiche betreffen (z. B. auch um ihren Partner und ihr zweijähriges Kind) und sie in ihrem Alltag massiv beeinträchtigen. Insbesondere vor besonderen Ereignissen (z. B. Familientreffen, besonderer Arbeitstermin) würden ihr die verschiedensten Sorgen kommen, was alles schieflaufen könnte. Sie würde sich dann Gedanken darüber machen, dass sie etwas falsch machen könnte, was dann katastrophale Konsequenzen nach sich ziehen könnte und wie sie darauf reagieren würde. Sie könne sich nicht selbst von den Sorgen lösen und versuche stattdessen, sich von anderen Personen Rückversicherung einzuholen, dass schon alles gut ausgehen würde.

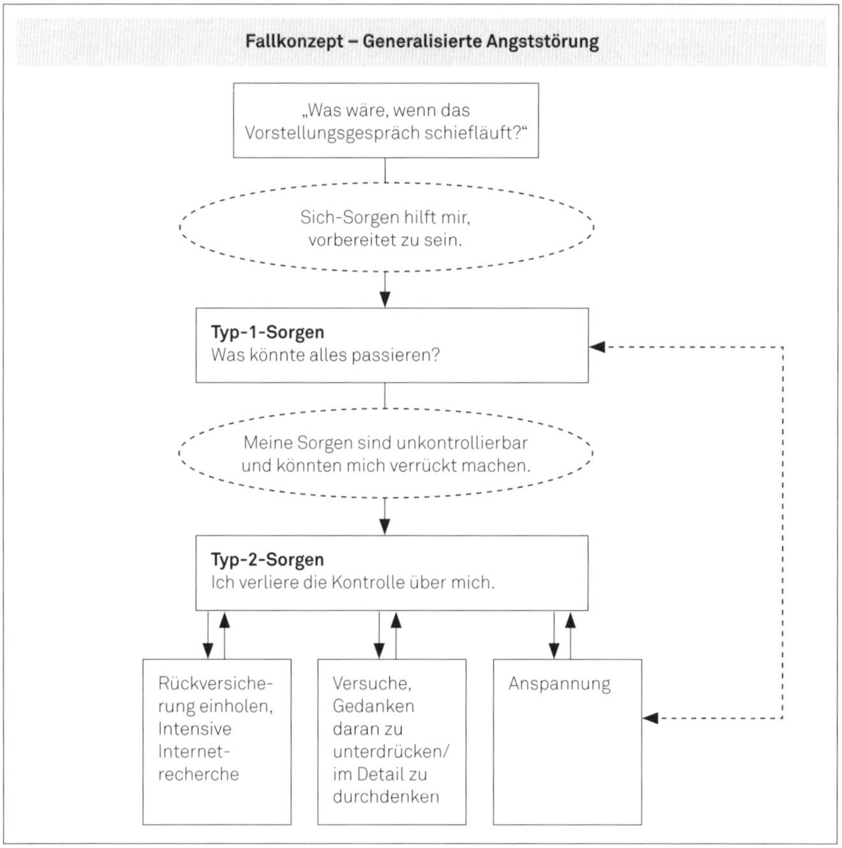

Abbildung 12: Individuelles Fallkonzept für Frau K.

Bei der Erarbeitung des störungsspezifischen Fallkonzepts von Frau K. (vgl. Abbildung 12) zeigte sich, dass die Patientin beispielsweise, um vor einem Vorstellungsgespräch gut vorbereitet zu sein, verschiedene Dinge gedanklich durchspielte, die schieflaufen könnten (z. B. Unfall auf dem Weg dorthin, Blackout während des Gesprächs). Gleichzeitig fürchtete sie, dass ihr die Sorgen schaden könnten, sodass sie auch versuchte, die Gedanken daran zu unterdrücken. Aufbauend auf diesem Störungsmodell wurden der Patientin die Zusammenhänge zwischen ihren metakognitiven Annahmen (z. B. zur Nützlichkeit und Unkontrollierbarkeit ihrer Sorgen), Typ-1- und Typ-2-Sorgen und Reaktionen (z. B. Rückversicherung, Gedankenunterdrückung) aufgezeigt, indem mit ihr das Modell anhand der einzelnen Komponenten durchgegangen wurde.

In den ersten fünf Sitzungen wurde der Schwerpunkt in der Veränderung von Überzeugungen zur Unkontrollierbarkeit von Sorgen gelegt, indem diese immer wieder kritisch überprüft wurden (z. B. „Wenn Sie mal abgelenkt sind, beispielsweise beim Spielen mit Ihrem Kind, machen Sie sich dann auch Sorgen? Was sagt das über die Kontrollierbarkeit von Sorgen aus?"). Ergänzend wurden Kontrollverlust-Experimente durchgeführt. Das Aufschieben von Sorgen (z. B. auf einen späteren Zeitpunkt des Tages) wurde erprobt, stattdessen sollte Frau K. in kritischen Situationen (z. B. vor einem Arbeitstermin) nach einer Zeit des Übens die Technik der losgelösten Achtsamkeit anwenden. Folgen der dysfunktionalen Bewältigungsstrategien der Patientin wurden herausgestellt (z. B. mittels eines Experiments zur Gedankenunterdrückung), um ihr die gegenteiligen Effekte aufzuzeigen.

In weiteren drei Sitzungen wurden bei Frau K. Annahmen zur Gefährlichkeit des Sich-Sorgens (im Sinne des Verrücktwerdens) unter anderem durch Verhaltensexperimente (z. B. bewusstes, intensives Sich-Sorgen mit der Beobachtung der Auswirkungen) hinterfragt. Mittels Umfragen zu Folgen des Sich-Sorgens in ihrem Umfeld (z. B. bei ihrem Partner) wurden diese Annahmen weiter bearbeitet. Positive Überzeugungen über Sich-Sorgen wurden in weiteren fünf Sitzungen in den Mittelpunkt der Behandlung gestellt, indem unter anderem verbale Disputationstechniken angewendet wurden (z. B. „Wenn das Sich-Sorgen so nützlich in der Vorbereitung ist, müssten Sie dann nicht eigentlich viel weniger Probleme haben als zum Beispiel Ihr Partner, der sich viel weniger sorgt?"). Als bei der Patientin ein weiterer wichtiger Arbeitstermin anstand, sollte sie sich im Vorfeld alle Sorgen (z. B. „Ich werde mich total blamieren.") in Form eines Sorgenskripts notieren und diese mit den tatsächlich eingetretenen Ereignissen (z. B. „Ich bin nicht weiter aufgefallen.") des Realitätsskripts abgleichen. Darüber konnte sie feststellen, dass sich ihre Sorgen stark von der Realität unterschieden, was deren Nützlichkeit für die Patientin infrage stellte. Abschließend sollte Frau K. ihren alten Vorgehensweisen neue Pläne zur kognitiven Verarbeitung gegenüberstellen, die sie zukünftig in kritischen Situation anwenden wollte (z. B. „Wenn du dir wieder

Sorgen machst, dann setze keine Rückversicherung ein, sondern lass deine Sorgen ziehen."). Frau K. konnte durch die Behandlung ihre metakognitiven Annahmen modifizieren, indem sie feststellte, dass Sich-Sorgen nicht den von ihr erwünschten Effekt erzielte (z. B. vorbereitet sein) und auch nicht mit den negativen Konsequenzen (z. B. Verrücktwerden) einhergeht. Über insgesamt 18 Therapiesitzungen konnte Frau K. ihre Sorgen abbauen.

7.3 Zwangsstörung

Fallbeispiel: Herr S. – Zwangsstörung

Der 50-jährige Herr S. berichtet davon, dass ihm beim und nach Verlassen des Hauses ständig Zweifel kommen würden, ob er seine Wohnungstür richtig abgeschlossen habe. Beim Abschließen der Wohnungstür würde er immer einen bestimmten Ablauf einhalten, der sehr zeitaufwändig sei, dennoch würden ihm tagsüber häufig Gedanken kommen, die Tür vielleicht doch nicht verschlossen zu haben. Er müsse dann die Abläufe in der Erinnerung immer wieder durchgehen und oftmals in der Mittagspause während seiner Arbeit zurückfahren, um die Tür erneut zu kontrollieren. Von weiteren Kontrollzwängen seien verschiedene Bereiche betroffen (z. B. auch am Arbeitsplatz beim Ausschalten des PCs) und Herr S. fühle sich stark eingeschränkt.

Bei der Erstellung des störungsspezifischen Fallkonzepts von Herrn S. (vgl. Abbildung 13) wurde deutlich, dass für ihn der Gedanke, dass die Tür noch offen sei, bedeutete, dass dies tatsächlich zuträfe. Diese Gedanken-Ereignis-Fusion führte im Folgenden dazu, dass er sich immer weiter Sorgen machte (z. B. über Einbrecher) und in Anspannung geriet, die sehr unangenehm für ihn war. Herr S. schätze es selbst so ein, dass seine Rituale beim Verschließen und Nachkontrollieren ihm Sicherheit verleihen würden. Nur so könne er seine Arbeit fortsetzen. Aufbauend auf dem Störungsmodell wurde mit dem Patienten erarbeitet, dass seine Reaktion auf die auslösenden Gedanken (z. B. Nachkontrollieren) und nicht der Gedanke selbst zur Aufrechterhaltung der Symptome führte. Übungen zu Detached Mindfulness (DM) wurden zunächst an einem neutralen Gedanken und dann an einem Zwangsgedanken (z. B. in der Therapiestunde: „Die Tür meines Autos, das ich vor der Praxis geparkt habe, ist nicht abgeschlossen.") geübt und im Weiteren als Hausaufgabe mitgegeben.

In den ersten fünf Sitzungen wurde der Schwerpunkt auf die Fusions-Annahmen gelegt, indem verbale Methoden (z. B. „Was war, als Sie mal einen guten Tag hatten und nicht kontrolliert haben? Liegt demnach das Problem in den Gedanken oder in Ihrem Umgang mit den Gedanken?" oder „Wie gehen an-

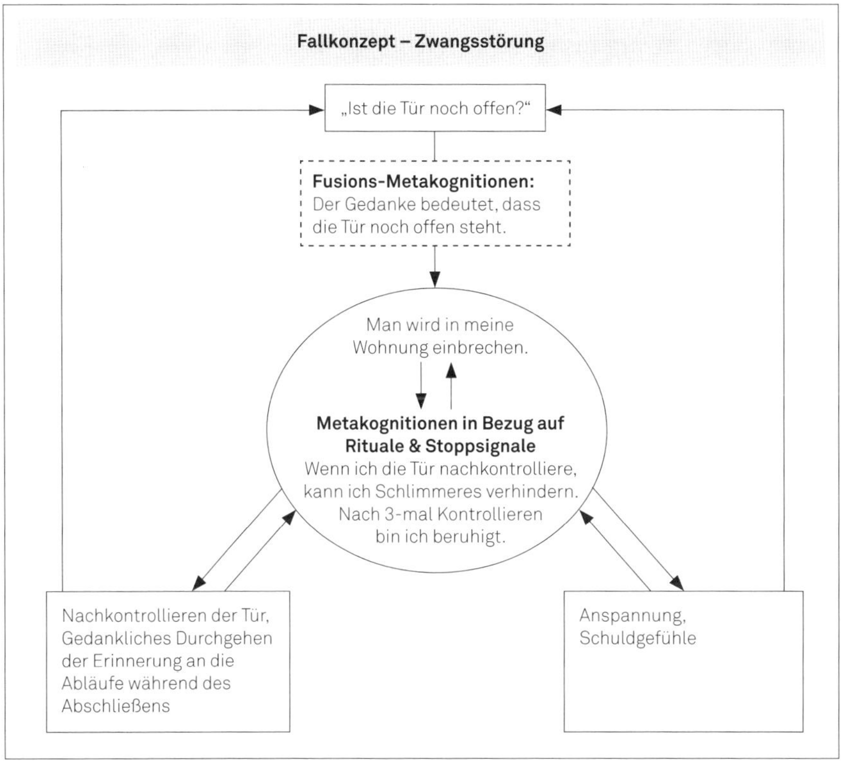

Abbildung 13: Individuelles Fallkonzept für Herrn S.

dere, z. B. Ihre Arbeitskollegen beim Verlassen des Arbeitsplatzes mit dem Gedanken um, der PC könnte nicht ausgeschaltet worden sein? Und was sagt Ihnen das in Bezug zu Ihren Gedanken?“) angewendet wurden. Über das Aufschieben des Kontrollverhaltens oder des Durchdenkens von Erinnerungen (z. B. auf einen späteren Zeitpunkt wie dem Feierabend) wurden diese Annahmen zusätzlich bearbeitet. Die Technik der „Exposure and Response Commission“ (ERC) wurde durch Kontrollieren der Tür bei gleichzeitigem Denken des Satzes „Die Tür ist offen“ umgesetzt. Zudem machte der Patient durch Anwendung des *adaptive checking* die Erfahrung, dass die Tür stets abgeschlossen war, auch wenn ihm der Gedanke kam, sie sei offen. So konnte Herr S. den Realitätsgehalt seiner Fusions-Gedanken hinterfragen.

In fünf weiteren Sitzungen rückte vermehrt die Behandlung von positiven Annahmen über Rituale und dysfunktionale Stoppsignale in den Fokus der Behandlung. Mit Herrn S. wurde nach der Erstellung einer Pro-Contra-Liste die Vorteile aus anderer Perspektive betrachtet (z. B. „Wenn Ihr Kontrollieren Sie tatsächlich beruhigt, sollten Sie dann nicht längerfristig beruhigt sein? Ist das tatsächlich so?“). Zur Überprüfung seiner Annahmen (z. B. „Nur über das Kontrollieren kann ich innere Ruhe finden.“) wurden zudem Verhaltensexperimente abgeleitet und ausprobiert, indem Herr S. beispielsweise sein Kontrollieren auf einen späteren Zeitpunkt verschieben und anschließend zu seinen Erfahrungen damit (insbesondere hinsichtlich des Findens von innerer Ruhe) befragt wurde. Abschließend wurden mit Herrn S. neue Pläne (z. B. „Ich unterbinde mein gedankliches Durchgehen von Erinnerungen und wende DM an.“) als Alternative zu dysfunktionalen Verhaltensreaktionen und Stoppsignale abgeleitet. Herr S. konnte seine dysfunktionalen Metakognitionen zu Gedanken-Ereignis-Fusionen und Ritualen modifizieren, indem er nun zwischen Gedanken und Ereignis, die Tür könnte offen sein, unterscheiden und die vermeintlichen Vorteile des Kontrollierens nur als kurzfristig wirksam einordnen konnte. Über insgesamt 15 Therapiesitzungen konnte Herr S. seine Zwangssymptome abbauen.

8 Weiterführende Literatur

Fisher, P. & Wells, A. (2015). *Metakognitive Therapie*. Paderborn: Junfermann Verlag.

Korn, O. & Rudolf, S. (2015). *Sorgenlos und grübelfrei: Wie der Ausstieg aus der Grübelfalle gelingt. Selbsthilfe und Therapiebegleitung mit Metakognitiver Therapie*. Mit Online-Material. Weinheim: Beltz.

Wells, A. (2011). *Metakognitive Therapie bei Angststörungen und Depression*. Weinheim: Beltz.

9 Literatur

Andor, T., Gerlach, A. L. & Rist, F. (2008). Superior perception of phasic physiological arousal and the detrimental consequences of the conviction to be aroused on worrying and metacognitions in GAD. *Journal of Abnormal Psychology, 117*, 776–787. http://doi.org/10.1037/0021-843X.117.1.193

Barahmand, U. (2009). Meta-cognitive profiles in anxiety disorders. *Psychiatry Research, 169*, 240–243. http://doi.org/10.1016/j.psychres.2008.06.029

Bürger, C. & Kühner, C. (2007). Copingstile im Umgang mit depressiven Symptomen: Faktorenstruktur und psychometrische Gütekriterien der deutschen Version des Response Styles Questionnaire (RSQ). *Zeitschrift für Klinische Psychologie und Psychotherapie, 36*, 36–45. http://doi.org/10.1026/1616-3443.36.1.36

Cartwright-Hatton, S. & Wells, A. (1997). Beliefs about worry and intrusions: The Meta-Cognitions Questionnaire and its correlates. *Journal of Anxiety Disorders, 11*, 279–296. http://doi.org/10.1016/S0887-6185(97)00011-X

Clark, D. M. & Wells, A. (1995). A cognitive model of social phobia. In R. G. Heimberg, M. R. Liebowitz, D. A. Hope & F. R. Schneider (Hrsg.), *Social phobia: Diagnosis, assessment, and treatment* (S. 69–93). New York: Guilford Press.

Craske, M. G., Treanor, M., Conway, C. C., Zbozinek, T. & Vervliet, B. (2014). Maximizing exposure therapy: An inhibitory learning approach. *Behaviour Research and Therapy, 58*, 10–23. http://doi.org/10.1016/j.brat.2014.04.006

Donald, J., Abbott, M. J. & Smith, E. (2014). Comparison of attention training and cognitive therapy in the treatment of social phobia: A preliminary investigation. *Behavioural and Cognitive Psychotherapy, 42*, 74–91. http://doi.org/10.1017/S1352465812001051

Eichner, C. & Berna, F. (2016). Acceptance and Efficacy of Metacognitive Training (MCT) on Positive Symptoms and Delusions in Patients With Schizophrenia: A Meta-analysis Taking Into Account Important Moderators. *Schizophrenia Bulletin, 42*, 952–962. http://doi.org/10.1093/schbul/sbv225

Esbjorn, B. H., Lonfeldt, N. N., Nielsen, S. K., Reinholdt-Dunne, M. L., Somhovd, M. J. & Cartwright-Hatton, S. (2015). Meta-worry, worry, and anxiety in children and adolescents: Relationships and interactions. *Journal of Clinical Child and Adolescent Psychology, 44*, 145–156. http://doi.org/10.1080/15374416.2013.873980

Esbjorn, B. H., Normann, N. & Reinholdt-Dunne, M. L. (2015). Adapting metacognitive therapy to children with generalised anxiety disorder: Suggestions for a manual. *Journal of Contemporary Psychotherapy, 45*. http://doi.org/10.1007/s10879-015-9294-3

Fergus, T. A., Wheless, N. E. & Wright, L. C. (2014). The Attention Training Technique, self-focused attention, and anxiety: A laboratory-based component study. *Behaviour Research and Therapy, 61*, 150–155. http://doi.org/10.1016/j.brat.2014.08.007

Flavell, J. H. (1979). Meta-cognition and cognitive monitoring – new area of cognitive developmental inquiry. *American Psychologist, 34*, 906–911. http://doi.org/10.1037/0003-066X.34.10.906

Flavell, J. H., Green, F. L. & Flavell, E. R. (1998). The mind has a mind of its own: Developing knowledge about mental uncontrollability. *Cognitive Development, 13*, 127–138. http://doi.org/10.1016/S0885-2014(98)90021-7

Foa, E. B. & Kozak, M. J. (1986). Emotional processing of fear: Exposure to corrective information. *Psychological Bulletin, 99*, 20–35. http://doi.org/10.1037/0033-2909.99.1.20

Gkika, S. & Wells, A. (2015). How to deal with negatice thoughts? A preliminary comparison of detached mindfulness and thought evaluation in socially anxious individuals. *Cognitive Therapy and Research, 39*, 23–30. http://doi.org/10.1007/s10608-014-9637-5

Grøtte, T., Solem, S., Vogel, P. A., Güzey, I. C., Hansen, B. & Myers, S. G. (2015). Metacognitions, responsibility, and perfectionism in obsessive-compulsive disorder. *Cognitive Therapy and Research, 39*, 41–50. http://doi.org/10.1007/s10608-014-9635-7

Groves, S. J., Porter, R. J., Jordan, J., Knight, R., Carter, J. D., McIntosh, V. V. W. et al. (2015). *Changes in neuropsychological functioning after treatment with metacognitive therapy or cognitive behavior therapy for depression Depression and Anxiety, 32*, 437–444. http://doi.org/10.1002/da.22341

Hagen, R., Hjemdal, O., Solem, S., Kennair, L. E. O., Nordahl, H. M., Fisher, P. & Wells, A. (2017). Metacognitive Therapy for Depression in Adults: A Waiting List Randomized Controlled Trial with Six Months Follow-Up. *Frontiers in Psychology, 8*, 10. http://doi.org/10.3389/fpsyg.2017.00031

Hansmeier, J., Exner, C., Rief, W. & Glombiewski, J. A. (2014). Gedanken-Handlungs-Fusion und Zwangssymptome – eine Validierungsstudie der Thought Action Fusion-Skala

(TAF-Skala) für den deutschen Sprachraum. *Zeitschrift für Klinische Psychologie und Psychotherapie, 43*, 204–214. http://doi.org/10.1026/1616-3443/a000266
Hautzinger, M. (2010). *Akute Depression*. Göttingen: Hogrefe.
Hautzinger, M. & Pössel, P. (2017). *Kognitive Interventionen*. Göttingen: Hogrefe. http://doi.org/10.1026/02831-000
Hayes, S. C., Strosahl, K. D. & Wilson, K. G. (1999). *Acceptance and Commitment Therapy: An Experimental Approach to Behavior Change*. New York: Guilford Press.
Huffziger, S. & Kuehner, C. (2009). Rumination, distraction, and mindful self-focus in depressed patients. *Behaviour Research and Therapy, 47*, 224–230. http://doi.org/10.1016/j.brat.2008.12.005
Huffziger, S., Reinhard, I. & Kuehner, C. (2009). A longitudinal study of rumination and distraction in formerly depressed inpatients and community controls. *Journal of Abnormal Psychology, 118*, 746–756. http://doi.org/10.1037/a0016946
Knowles, M. M., Foden, P., El-Deredy, W. & Wells, A. (2016). A systematic review of efficacy of the Attention Training Technique in cinical and nonclinical samples. *Journal of Clinical Psychology, 72*, 999–1025. http://doi.org/10.1002/jclp.22312
Möbius, J. & Hoyer, J. (2003). Metakognitionsfragebogen (MKF). In J. Hoyer & J. Margraf (Hrsg.), *Angstdiagnostik. Grundlagen und Testverfahren* (S. 220–223). Berlin: Springer.
Moritz, S., Veckenstedt, R., Randjbar, S. & Vitzthum, F. (2011). *MKT+: Individualisiertes Metakognitives Therapieprogramm für Menschen mit Psychose*. Berlin: Springer. http://doi.org/10.1007/978-3-642-19946-2
Moritz, S., Wess, N., Treszl, A. & Jelinek, L. (2011). The attention training technique as an attempt to decrease intrusive thoughts in obsessive-compulsive disorder (OCD): From cognitive theory to practice and back. *Journal of Contemporary Psychotherapy, 41*, 135–143. http://doi.org/10.1007/s10879-010-9169-6
Morrison, A. P., Pyle, M., Chapman, N., French, P., Parker, S. K. & Wells, A. (2014). *Metacognitive therapy in people with a schizophrenia spectrum diagnosis and medication resistant symptoms: A feasibility study Journal of Behavior Therapy and Experimental Psychiatry, 45*, 280–284. http://doi.org/10.1016/j.jbtep.2013.11.003
Myers, S. G., Fisher, P. L. & Wells, A. (2009). *An empirical test of the metacognitive model of obsessive-compulsive symptoms: Fusion beliefs, beliefs about rituals, and stop signals Journal of Anxiety Disorders, 23*, 436–442. http://doi.org/10.1016/j.janxdis.2008.08.007
Nolen-Hoeksema, S. (1991). *Responses to depression and their effects on the duration of depressive episodes Journal of Abnormal Psychology, 100*, 569–582. http://doi.org/10.1037/0021-843X.100.4.569
Nordahl, H. M., Borkovec, T. D., Hagen, R., Kennair, L. E. O., Hjemdal, O., Solem, S. et al. (2018). Metacognitive therapy versus cognitive-behavioural therapy in adults with generalised anxiety disorder. *Bjpsych Open, 4*, 393–400. http://doi.org/10.1192/bjo.2018.54
Normann, N., Lonfeldt, N. N., Reinholdt-Dunne, M. L. & Esbjorn, B. H. (2016). Negative thoughts and metacognitions in anxious children following CBT. *Cognitive Therapy and Research, 40*, 188–197. http://doi.org/10.1007/s10608-015-9740-2
Normann, N. & Morina, N. (2018). The Efficacy of Metacognitive Therapy: A Systematic Review and Meta-Analysis. *Frontiers in Psychology, 9*, 14. http://doi.org/10.3389/fpsyg.2018.02211
Obsessive Compulsive Cognitions Working Group. (1997). Cognitive assessment of obsessive-compulsive disorder. *Behaviour Research and Therapy, 35*, 667–681. http://doi.org/10.1016/S0005-7967(97)00017-X

Rabiei, M., Mulkens, S., Kalantari, M., Molavi, H. & Bahrami, F. (2012). Metacognitive therapy for body dysmorphic disorder patients in Iran: Acceptability and proof of concept. *Journal of Behavior Therapy and Experimental Psychiatry, 43*, 724–729. http://doi.org/10.1016/j.jbtep.2011.09.013

Roelofs, J., Huibers, M., Peeters, F., Arntz, A. & van Os, J. (2010). Positive and Negative Beliefs About Depressive Rumination: A Psychometric Evaluation of Two Self-Report Scales and a Test of a Clinical Metacognitive Model of Rumination and Depression. *Cognitive Therapy and Research, 34*, 196–205. http://doi.org/10.1007/s10608-009-9244-z

Salkovskis, P. M. (1985). Obsessional-compulsive problems: A cognitive-behavioural analysis. *Behaviour Research and Therapy, 23*, 571–583. http://doi.org/10.1016/0005-7967(85)90105-6

Segal, Z. V., Williams, J. M. G. & Teasdale, J. D. (2002). *Mindfulness-Based Cognitive Therapy for Depression: A New Approach to Preventing Relapse*. New York: Guilford Press.

Simons, M. (2012). Anders denken – Metakognitive Therapie für Kinder und Jugendliche mit Zwangsstörung: Ein Behandlungsplan. *Verhaltenstherapie, 22*, 259–267. http://doi.org/10.1159/000345228

Stevens, L., Adam, S., Melfsen, S. & Gerlach, A. L. (submitted). *"When I start worrying, I cannot stop." Assessing Meta-cognitive processes in children: Development and validation of a short German questionnaire.*

Stöber, J. (1995). Besorgnis: Ein Vergleich dreier Inventare zur Erfassung allgemeiner Sorgen. *Zeitschrift für Differentielle und Diagnostische Psychologie, 16*, 50–63.

van der Heiden, C., Murris, P. & van der Molen, H. T. (2012). Randomized controlled trial on the effectiveness of metacognitive therapy and intolerance-of-uncertainty therapy for generalized anxiety disorder. *Behaviour Research and Therapy, 50*, 100–109.

Weber, F. & Exner, C. (2013a). Die metakognitive Therapie nach Wells – theoretischer Hintergrund, Behandlungskomponenten und Evidenz. *Zeitschrift für Psychiatrie, Psychologie und Psychotherapie, 61*, 217–230 http://doi.org/10.1024/1661-4747/a000164

Weber, F. & Exner, C. (2013b). Metacognitive beliefs and rumination: A longitudinal study. *Cognitive Therapy and Research, 37*, 1257–1261. http://doi.org/10.1007/s10608-013-9555-y

Wells, A. (1990). Panic disorder in association with relaxation-induced anxiety: an attentional training approch to treatment. *Behavior Therapy, 21*, 273–280. http://doi.org/10.1016/S0005-7894(05)80330-2

Wells, A. (1997). *Cognitive therapy of anxiety disorders: A practice manual and conceptual guide*. Hoboken, NY: John Wiley & Sons Inc.

Wells, A. (2005a). Detached mindfulness in cognitive therapy: A metacognitive analysis and ten techniques. *Journal of Rational – Emotive and Cognitive – Behavior Therapy, 23*, 337–355. http://doi.org/10.1007/s10942-005-0018-6

Wells, A. (2005b). The metacognitive model of GAD: Assessment of meta-worry and relationship with DSM-IV generalized anxiety disorder. *Cognitive Therapy and Research, 29*, 107–121. http://doi.org/10.1007/s10608-005-1652-0

Wells, A. (2011). *Metakognitive Therapie bei Angststörungen und Depression*. Weinheim: Beltz.

Wells, A. & Matthews, C. G. (1996). Modelling cognition in emotional disorder: The S-REF model. *Behaviour Research and Therapy, 34*, 881–888. http://doi.org/10.1016/S0005-7967(96)00050-2

Wells, A., & Sembi, S. (2004). Metacognitiv therapy for PTSD: A core treatment manual. *Cognitive and Behavioral Practice, 11*, 365–377. http://doi.org/10.1016/S1077-7229(04)80053-1

10 Kompetenzziele und Prüfungsfragen

Kompetenzziele

Folgende Wissens- und Handlungskompetenzen können durch die Beschäftigung mit dem vorliegenden Buch erworben werden:

1. Kernmerkmale des metakognitiven Ansatzes nach Wells (auch in Abgrenzung vom kognitive-behavioralen Ansatz) benennen können.
2. Das metakognitive Störungsmodell (Kognitives Aufmerksamkeitssyndrom, S-REF-Modell, störungsspezifische Modelle) als Voraussetzung für Behandlungsanwendung verstehen können.
3. Mit Patienten interaktiv ein individuelles Fallkonzept anhand des störungsspezifischen Modells entwickeln können.
4. Geeignete Fragebögen zur Erfassung von metakognitiven Überzeugungen auswählen können.
5. Behandlungselemente der metakognitiven Therapie (MKT) entsprechend ihrer Eignung auswählen, einen Interventionsplan entwickeln und Behandlungselemente anwenden können.
6. Patienten und Angehörige über die wissenschaftliche Fundierung zur Effektivität einzelner Behandlungselemente sowie der MKT für die einzelnen Störungsbilder informieren und das eigene Vorgehen danach ausrichten können.
7. Schwierigkeit in der Umsetzung der MKT antizipieren und ggf. Gegenmaßnahmen einleiten können.

Prüfungsfragen

1. Ein Aspekt, der die MKT im Gegensatz zur KVT ausmacht, ist:
   a. Verhaltensexperimente werden eingesetzt, um das Zutreffen von Überzeugungen über das Selbst und die Welt zu überprüfen
   b. Ursache für kognitive Verzerrungen liegt in einem ungünstigen kognitiven Bewältigungsstil, der aus dysfunktionalen Annahmen über die Bedeutung und Beeinflussbarkeit von Gedanken resultiert.
   c. Durch Disputationstechniken werden automatische Gedanken und Grundannahmen auf ihren Wahrheitsgehalt überprüft.
   (vgl. Kapitel 1.3)

2. Welcher Aspekt ist *nicht* Bestandteil des Kognitiven Aufmerksamkeitssyndroms:
   a. Bedrohungsmonitoring
   b. Perseverativer Denkstil
   c. Negative Metakognitionen
   d. Dysfunktionales Copingverhalten
   (vgl. Kapitel 2.2)

3. Nach dem metakognitiven Ansatz gibt es positive und negative Metakognitionen. Welche der folgenden Fragen zielt darauf ab, positive Metakognitionen zu erfassen?
   a. Denken Sie, dass Sorgen Ihrem Körper schaden könnte?
   b. Was ist Ziel Ihrer Grübelschleifen?
   c. Wieviel Kontrolle haben Sie über das Grübeln?
   d. Ist Sich-Sorgen unkontrollierbar?
   (vgl. Kapitel 3.1)

4. Sie möchten bei einem Patienten unter anderem Annahmen zur Unkontrollierbarkeit des Sich-Sorgens erheben. Welchen Fragebogen wählen Sie?
   a. Metacognitions Questionnaire
   b. Response Styles Questionnaire
   c. Penn State Worry Questionnaire
   d. Thought Action Fusion Scale
   (vgl. Kapitel 3.2)

5. In der metakognitiven Therapie der Zwangsstörung ist diese Behandlungsmethode in der Regel *nicht* vorgesehen:
   a. Adaptive Checking
   b. Exposure and Response Commission
   c. Attention Training Technique
   d. Detached Mindfulness
   (vgl. Kapitel 4.2)

6. Die Wirksamkeit der MKT wird bei folgendem Störungsbild durch kontrollierte Studien mit adäquater Fallzahl unterstützt:
   a. Depression
   b. Soziale Phobie
   c. Zwangsstörung
   d. Generalisierte Angststörung
   (vgl. Kapitel 5.2)

7. Hinsichtlich der Kombination der MKT mit der KVT ist folgende Aussage angemessen:
   a. Die MKT darf auf keinen Fall mit der KVT kombiniert werden.
   b. Wenn diese beiden Ansätze kombiniert werden, sollte die MKT *nach* der KVT angewendet werden.
   c. Wenn diese beiden Ansätze kombiniert werden, sollte die MKT *vor* der KVT angewendet werden.
   d. In der Kombination der beiden Ansätze ist nichts zu berücksichtigen.
   (vgl. Kapitel 6.2)

Richtige Lösungen: 1b, 2c, 3b, 4a, 5c, 6d, 7b

11 Anhang

Glossar

Adaptive Checking. Das *adaptive checking* ist eine Variante von Verhaltenstests bei der metakognitiven Behandlung von Kontrollzwängen. Die betreffende *Fusionsannahme* (z. B. „Wenn ich denke, ich habe den Herd angelassen, dann habe ich das auch.“) soll hinterfragt werden, indem der Patient bei der Durchführung des Kontrollverhaltens (checking) prüft (z. B. mit Strichlisten), inwiefern sich der intrusive Gedanke zu möglichen Fehlleistungen als zutreffend erweist (vgl. Kapitel 4.1.5).

ATT (Attention Training Technique). Das ATT ist ein spezifisches Aufmerksamkeitstraining, das die Reduktion des kognitiven Aufmerksamkeitssyndroms zum Ziel hat. Es umfasst die drei Aufgaben selektive Aufmerksamkeit, schnelle Verlagerung der Aufmerksamkeit und geteilte Aufmerksamkeit. Nach einer Ein- und Durchführung während einer 10- bis 15-minütigen Einheit in der Sitzung soll der Patient die Anwendung des ATT zu Hause weiter üben (vgl. Kapitel 4.1.2).

CAS (cognitive attentional syndrome). Das kognitive Aufmerksamkeitssyndrom bezeichnet einen bestimmten Stil der Informationsverarbeitung bei Personen mit emotionalen Störungen, der durch eine dysfunktionale Aufmerksamkeitslenkung (Bedrohungsmonitoring), einen perseverativen Denkstil (z. B. Sich-Sorgen) und dysfunktionales Copingverhalten (z. B. Vermeidung) gekennzeichnet ist. Er entspringt den metakognitiven Überzeugungen und führt zur Aufrechterhaltung aversiver Emotionen (vgl. Kapitel 2.2).

DM (Detached Mindfulness). Der Begriff DM, im Deutschen auch „losgelöste Achtsamkeit“, umfasst einen Zustand bewusster Wahrnehmung innerer Ereignisse, bei dem auf jede Art von konzeptueller Beschäftigung und Bewältigungsstrategie (z. B. Gedankenunterdrückung) verzichtet wird. Stattdessen soll die Person sich selbst als Beobachter losgelöst von Gedanken erleben und damit in den *metakognitiven Modus* gelangen. Spezifische Techniken (z. B. Wolken-Metapher) sollen dies fördern (vgl. Kapitel 4.1.3).

Exposure and Response Commission. Exposition mit Reaktionsausführung ist eine Technik in der Behandlung von Zwangsstörungen. Während einer Exposition gegenüber inneren oder äußeren zwangsauslösenden Stimuli sollen Zwangshandlungen explizit durchgeführt werden (Commission, z. B. durch gedankliches Wiederholen des Gedankens „Ich bin mit Viren infiziert“ beim Händewaschen), um eine Distanzierung von Gedanken zu fördern (vgl. Kapitel 4.2.3).

Fusionsannahmen. Nach dem metakognitiven Modell der Zwangsstörung umfassen Fusionsannahmen Annahmen über die Bedeutung und Macht von Gedanken. Personen mit einer Zwangsstörung setzen demnach oftmals ihre Gedanken mit Ereignissen (Gedanken-Ereignis-Fusion) oder Handlungen (Gedanken-Handlungs-Fusion) gleich oder befürchten, dass diese sich auf Objekte übertragen könnten (Gedanken-Objekt-Fusion). Ein Beispiel für eine solche Annahme ist „Wenn ich Gedanken daran habe, jemandem zu schaden, werde ich danach handeln" (vgl. Kapitel 2.6.3).

Metakognitiver Modus. In diesem Modus können Gedanken als vom Selbst und der Welt getrennte innere Ereignisse betrachtet werden. Vergleiche auch mit dem *Objekt-Modus*, in dem diese nicht als voneinander getrennt erlebt werden können (vgl. Kapitel 4.1.1).

Meta-Sorgen. Siehe *Typ-2-Sorgen.*

Negative metakognitive Annahmen. Negative metakognitive Annahmen beziehen sich auf die Unkontrollierbarkeit des Sich-Sorgens bzw. des Grübelns und auf Schäden, die durch das ständige Sich-Sorgen oder Grübeln auftreten werden (z. B. „Ein ständiges Sich-Sorgen macht verrückt"). Dadurch werden im Weiteren negative Empfindungen weiter verstärkt, was dann wiederum zum Ausgangspunkt neuer Sorgen/Grübelein werden kann (vgl. Kapitel 2.6.1 und Kapitel 2.6.2).

Objektmodus. In diesem Modus werden Gedanken und Überzeugungen als Ereignisse erlebt, die nicht von tatsächlichen Ereignissen unterschieden werden können. Vergleiche auch mit dem *metakognitiven Modus*, in dem eine Unterscheidung zwischen Gedanken und Realität gelingt (vgl. Kapitel 4.1.1).

Positive metakognitive Annahmen. Positive metakognitive Annahmen beziehen sich auf die Nützlichkeit von Sich-Sorgen (z. B. „Sich-Sorgen hilft mir, vorbereitet zu sein.") bzw. Grübeln (z. B. „Durch Grübeln komme ich hinter die Ursache meiner Erschöpfung und damit auf Lösungen."). Dadurch werden diese ungünstigen Sorgen- bzw. Grübelprozesse begünstigt, die im Weiteren über *negative metakognitive Annahmen* zu einer Aufrechterhaltung der Symptomatik führen (vgl. Kapitel 2.6.1 und Kapitel 2.6.2). Typ-1-Sorgen werden gefördert, wenn Personen im starken Ausmaß positive metakognitive Überzeugungen hegen, die sich auf Nützlichkeit von Sich-Sorgen beziehen

S-REF-Modell (Self-Regulatory Executive Function-Model). Das S-REF-Modell ist ein kognitionspsychologisches Modell psychischer Störungen mit drei hierarchischen Ebenen: Auf oberster Ebene, dem Meta-System, wersollte seine Gedanken steuern"). Diese steuern und regulieren auf zweiter Ebene den kognitiven Stil (vgl. auch *CAS*) und damit die selbstbezogenen regulatorischen (S-REF) Prozesse, wie beispielsweise ein Bedrohungsmonitoring. Die Aufmerksamkeit kann dabei beispielsweise auch auf Produkte der untersten Ebene, der automatischen Verarbeitungsebene, gelenkt werden (vgl. Kapitel 2.3).

Typ-1-Sorgen. Diese Art von Sorgen beziehen sich auf konkrete Sachverhalte, d.h. auf mögliche negative Ereignisse in der Zukunft („Was wäre, wenn ...?"). Häufige Sorgenthemen sind Gesundheit, Sicherheit, Finanzen. Sie werden von *positiven metakognitive Überzeugungen* gefördert und sind abzugrenzen von *Typ-2-Sorgen* (vgl. Kapitel 2.6.1).

Typ-2-Sorgen. Typ-2-Sorgen, auch *Meta-Sorgen*, beziehen sich auf die schädliche Wirkung von Sich-Sorgen, z.B. hinsichtlich der eigenen Gesundheit (z.B. „All die Sorgen werden mich irgendwann verrückt machen.") oder potenzieller Konflikte mit Bezugspersonen (z.B. „Mein Mann wird mich wegen meiner ständigen Sorgen verlassen"). Sie werden durch *negative metakognitive Überzeugungen* gefördert und sind abzugrenzen von *Typ-1-Sorgen* (vgl. Kapitel 2.6.1).

Überblick zum Ablauf der metakognitiven Therapie

1. Erstellen eines individuellen Fallkonzepts – Vertrautmachen des Patienten oder der Patientin mit dem Modell
   - Gezielte Fragen (z. B. nach Auswirkung des Grübelns)
   - Metaphern (z. B. Grübeln = Herausgraben aus einem tiefen Loch) - Verhaltensexperimente (z. B. zur Gedankenunterdrückung)

2. Anwendung des Aufmerksamkeitstrainings (ATT) oder von losgelöster Achtsamkeit (Detached Mindfulness, DM)
   ATT:
   - bei Depression
   - ca. 15 Minuten in der Sitzung, Einschätzung der Selbstaufmerksamkeit
   - als Hausaufgabe einmal pro Tag

   DM:
   - bei GAS, PTBS, Zwangsstörung, Depression
   - ca. 15 Minuten in Sitzung - Anwendung auf Auslöser für dysfunktionale Bewältigungsstrategien (bei ca. 75 % der Auslöser)

3. Disputation metakognitiver Überzeugungen
   - Negativer Überzeugungen (z. B. Wenn Sich-Sorgen/Grübeln unkontrollierbar wäre, wie kann es zwischendurch aufhören?)
   - Positiver Überzeugungen (z. B. Wie trägt Sich-Sorgen/Grübeln zur Lösung Ihres Problems bei?)

4. Verhaltensexperimente
   - Herausarbeitung der Ziel-Metakognition
   - Formulierung von (eindeutig zu überprüfenden) Vorhersagen
   - Durchführung des Experiments (z. B. Aufschieben von Ritualen)
   - Auswertung hinsichtlich der Vorhersagen und Adaptation

5. Neue Pläne zur kognitiven Verarbeitung und Rückfallprophylaxe
   Alter Plan:
   a) Denkmuster (z. B. sich Sorgen machen)
   b) Verhaltensweisen
   c) Aufmerksamkeitsfokus

   Neuer Plan:
   a) Denkmuster (z. B. Gedanken ziehen lassen)
   b) Verhaltensweisen
   c) Aufmerksamkeitsfokus

Fallkonzept – Depression

Fragen zur Erstellung eines individuellen Fallkonzepts:

1. Was war der Gedanke, der bei Ihnen die niedergeschlagene Stimmung auslöste?
2. Als Sie den Gedanken hatten, was haben Sie dann als Nächstes gedacht?
3. Was passierte mit Ihrer Stimmung, als Sie diese Gedanken hatten?
4. Es scheint, dass Sie einige Zeit mit Grübeln verbracht haben. Erleben Sie es als unkontrollierbar?
5. Hat Grübeln irgendwelche Vorteile für Sie?

Vorlage zur Veranschaulichung des Fallkonzeptes (nach Wells, 2011):

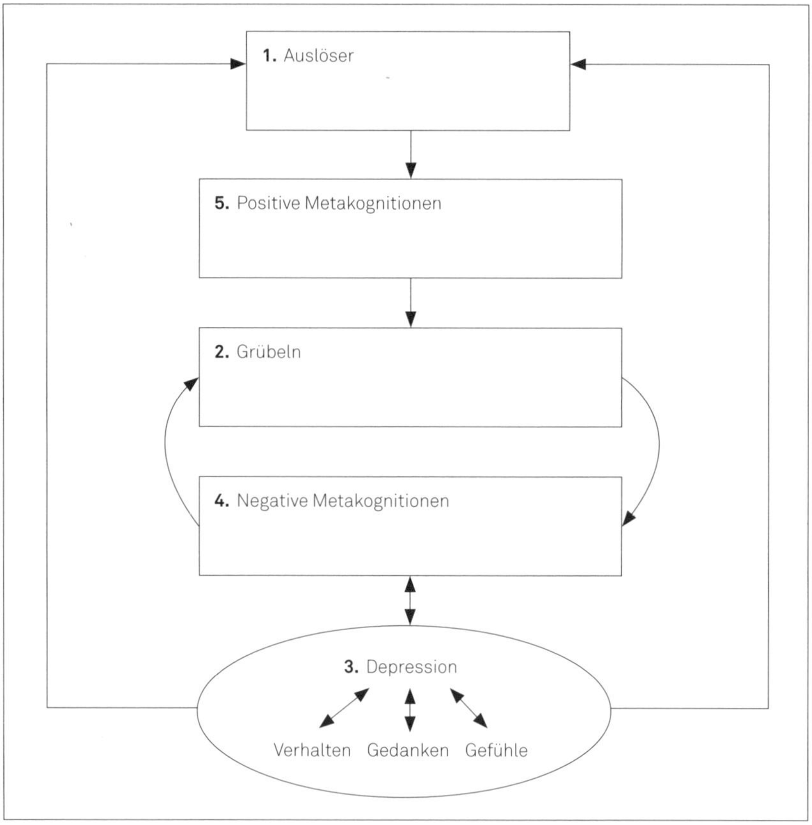

Fallkonzept – Generalisierte Angststörung

Fragen zur Erstellung eines individuellen Fallkonzepts:

1. Welcher Gedanke kam Ihnen in den Kopf, der Ihre Sorgen ausgelöst hat?
2. Worüber habe Sie sich im Weiteren Sorgen gemacht?
3. Wie haben Sie sich gefühlt, als Sie sich diese Sorgen machten?
4. Was hätte passieren können, wenn Sie sich weiter Sorgen gemacht hätten (z. B. Verrücktwerden, Körper schädigen)?
5. Denken Sie, dass Sorgen schädlich oder unkontrollierbar sein können?
6. Glauben Sie, dass Sich-Sorgen auch Vorteile hat?
7. Als Sie begannen, sich Sorgen zu machen, versuchten Sie, etwas dagegen zu unternehmen oder etwas zu vermeiden?
8. Versuchten Sie, Ihre Gedanken zu kontrollieren oder an bestimmte Dinge nicht zu denken?

Vorlage zur Veranschaulichung des Fallkonzeptes (nach Wells, 2011):

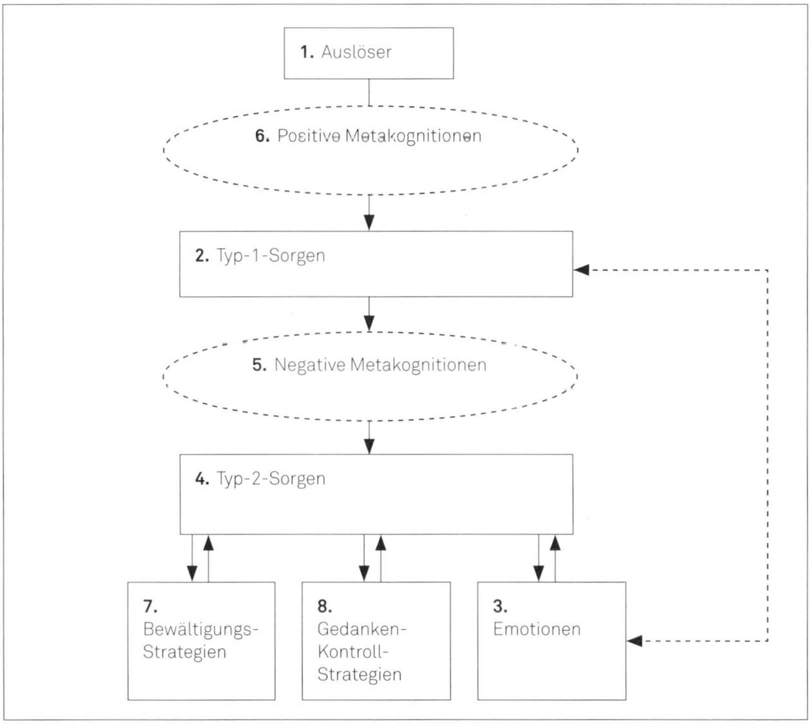

Fallkonzept – Zwangsstörung

Fragen zur Erstellung eines individuellen Fallkonzepts

1. Welcher Gedanke war das letzte Mal Auslöser, als Sie durch Zwangsgedanken/-handlungen belastet waren?
2. Wie haben Sie sich gefühlt, als Sie diesen Gedanken hatten?
3. Was hätte schlimmstenfalls in der Folge passieren können?
4. Dieser Gedanke scheint eine besondere Bedeutung zu haben. Was bedeutet er für Sie?
5. Setzten Sie Rituale ein oder taten etwas, um Ihre Angst zu verringern?
6. Was würde passieren, wenn Sie diese Reaktion nicht zeigen würden? Woher wissen Sie, wann Sie aufhören können?

Vorlage zur Veranschaulichung des Fallkonzeptes (nach Wells, 2011):

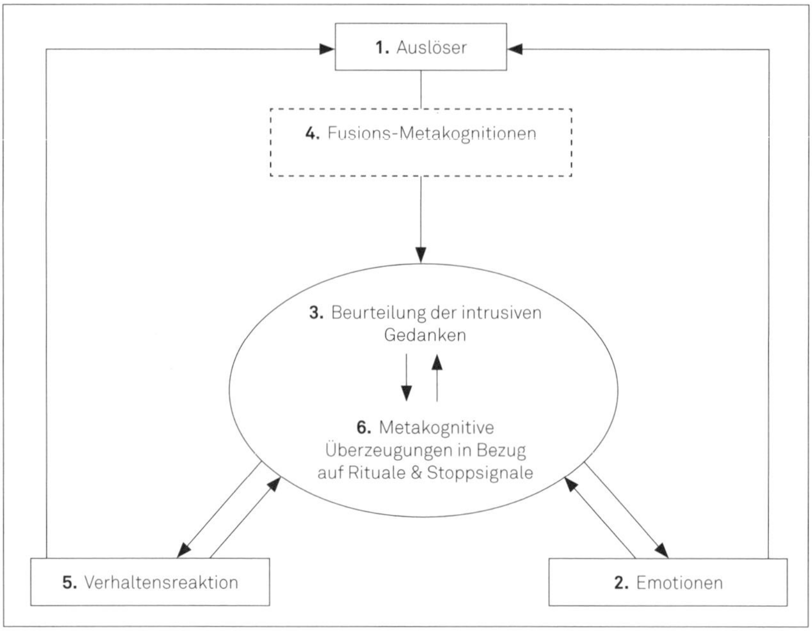